T0209799

Medizinische Statistik mit SAS Studio unter SODA

Gisela Büchele
Martin Rehm
Rainer Muche

Medizinische Statistik mit SAS Studio unter SODA

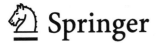 Springer

Gisela Büchele
Institut für Epidemiologie und
Medizinische Biometrie, Universität Ulm
Ulm, Baden-Württemberg, Deutschland

Martin Rehm
Institut für Epidemiologie und
Medizinische Biometrie, Universität Ulm
Ulm, Baden-Württemberg, Deutschland

Rainer Muche
Institut für Epidemiologie und
Medizinische Biometrie, Universität Ulm
Ulm, Baden-Württemberg, Deutschland

Zusatzmaterial zum Buch finden Sie auf http://extras.springer.com unter ISBN 978-3-662-59282-3.

ISBN 978-3-662-59282-3   ISBN 978-3-662-59283-0   (eBook)
https://doi.org/10.1007/978-3-662-59283-0

Die Deutsche Nationalbibliothek verzeichnet diese Publikation in der Deutschen Nationalbibliografie;
detaillierte bibliografische Daten sind im Internet über http://dnb.d-nb.de abrufbar.

Fotonachweis Umschlag: © ronstik/stock.adobe.com

Springer ist ein Imprint der eingetragenen Gesellschaft Springer-Verlag GmbH, DE und ist ein Teil von
Springer Nature.
Die Anschrift der Gesellschaft ist: Heidelberger Platz 3, 14197 Berlin, Germany

Vorwort

In der medizinischen Forschung ist *SAS*® ein wichtiges und weit verbreitetes Software-system, das im universitären wie kommerziellen Umfeld, z. B. der Pharmaindustrie, als Standardsoftware zum Einsatz kommt. Zentrale Elemente stellen dabei das Aufbereiten und die statistische/biometrische Auswertung von Patienten- und Studiendaten dar.

Eine Anwendung von SAS ist eigentlich an den Erwerb einer Lizenz gebunden, die jährlich erneuert werden muss. Der in dem vorliegenden Buch beschriebene Zugang über *SAS OnDemand for Academics* (SODA) dagegen erlaubt einen kostenfreien, brow-ser-basierten Zugang zu der SAS-Software. Lediglich eine Registrierung ist notwendig. Während die ursprüngliche Arbeitsoberfläche von SAS fundierte Programmierkennt-nisse voraussetzt, die sich die SAS-Anwender in Kursen, Fortbildungen oder auf-wendigem Eigenstudium beibringen müssen, finden unter *SAS Studio* die Nutzerinnen und Nutzer einen leichten Zugang zu einer Vielzahl von Auswertungsmöglichkeiten. Unterstützt werden sie dabei von einer menügesteuerten Oberfläche, über die direkt verschiedenste statistische Analysen *(Tasks)* angefordert werden können. Dabei wird automatisch SAS-Code generiert, der dann ausgeführt werden kann. Gerade Nutzer, die nur einmal eine Auswertung z. B. für eine medizinische Dissertation benötigen bzw. nur selten kleine Standardauswertungen durchführen, profitieren von dieser Möglichkeit. Die deutschsprachige Version von SAS Studio erleichtert den Einstieg zusätzlich noch. Auch Benutzer, die an einem tieferen Einstieg in die Programmierung mit SAS interessiert sind, finden über den automatisch generierten SAS-Code eine gute Einstiegshilfe.

Das vorliegende Buch wurde so konzipiert, dass es sich zum Selbststudium vor allem für Studierende der Medizin, im Gesundheitswesen, im Bereich Life Science oder anderer verwandter Fachrichtungen bei der Erstellung ihrer Qualifikationsarbeiten eignet, aber auch alle anderen Leserinnen und Leser bei der Auswertung von empiri-schen Daten mit statistischen, biometrischen Methoden unterstützt. Darüber hinaus werden auch viele praktische Tipps zu Datenhaltung und Datenaufbereitung der zu analysierenden Daten gegeben. Dabei kommt zusätzlich zu SAS auch *Microsoft Excel* als ein gebräuchliches Tabellenkalkulationsprogramm, das vielfach für die Eingabe und Verarbeitung von Daten in Tabellenform genutzt wird, zum Einsatz. Im Buch wird zuerst eine kurze Einführung in die Welt von SAS, SODA und SAS Studio (► Kap. 1) gegeben. In ► Kap. 2 und 3 werden ausführlich gängige und häufig eingesetzte Arbeits-schritte zur Datenverwaltung und zum Datenmanagement in SAS Studio und Excel gezeigt. Es folgen in ► Kap. 4 einige Grundlagen der Statistik sowie speziellere Aus-wertungshinweise. Besonderen Wert wurde auf die Erläuterung der deskriptiven Sta-tistik in ► Kap. 5 und der Zusammenhangsanalysen (u. a. Korrelation, lineare und logistische Regression) in ► Kap. 6 gelegt. Ebenfalls ausführlich dargestellt sind Metho-den der schließenden Statistik mit verschiedenen statistischen Tests und Konfidenz-intervallen (► Kap. 7, 8 und 9). Abgerundet werden die Auswertungsmöglichkeiten mit je einem Kapitel zur Überlebenszeitanalyse (► Kap. 10) und zur Fallzahlberechnung (► Kap. 11). Diese ausgewählten Analysen stellen zwar nur einen kleinen Umfang der statistischen Möglichkeiten und der Tasks in SAS Studio dar, decken aber wichtige

Auswertungsoptionen im Bereich biometrischer Datenanalyse ab. Darüber hinaus finden sich im Anhang u. a. eine Anleitung zur kostenlosen Registrierung bei SODA und eine Einführung in die SAS Studio Hilfe sowie einzelne Beispiele für SAS-Programmier-Code.

In zahlreichen Schritt-für-Schritt-Anleitungen mit vielen Screen-Shots werden anhand eines Beispieldatensatzes aus dem Bereich der Herz-Kreislaufforschung alle Anwendungen verständlich dargestellt. Um ein exaktes Nachvollziehen der gezeigten Auswertungen und zusätzliche eigenen Übungen zu ermöglichen, werden die im Buch verwendeten Datensätze online zur Verfügung gestellt. Die Nutzung von SAS Studio ist mit der SAS-Release: *9.04.01 M5P09132017* und von Excel mit der Version *2016 MSO (16.0.4266.1001)* dargestellt. Es sei darauf hingewiesen, dass nach Aktualisierungen und Updates, die nach Erstellung des Buches im März 2019 von SAS durchgeführt werden, die Oberflächen von SODA und SAS Studio leicht verändert aussehen können. Als parallel zu nutzende inhaltliche Medizinstatistikbücher empfehlen wir die im Anhang (A. 7) angegebenen Lehrbücher von Gaus/Muche und Weiß. Außerdem finden sich dort im Anhang weiterführende Literaturhinweise, die für ein Selbststudium empfehlenswert sind.

Ein ganz besonderer Dank gilt Leonie Hezler und Judith Vilsmeier, die im Rahmen eines Praktikums die Anpassung der Buchvorlage an SAS Studio übernommen und darüber hinaus viele wertvolle Vorschläge eingebracht haben. Des Weiteren danken die Autoren den Kolleginnen und Kollegen des Instituts für Epidemiologie und Medizinische Biometrie der Universität Ulm, speziell Marianne Meule, für ihre konstruktiven Anregungen und Hinweise. Für weitere Änderungsvorschläge und Hinweise auf Fehler und missverständliche Formulierungen sind wir jederzeit dankbar.

Gisela Büchele
Martin Rehm
Rainer Muche
Ulm
Deutschland
März 2019

Inhaltsverzeichnis

Über die Autoren

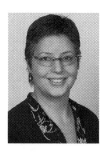

Gisela Büchele

arbeitet als wissenschaftliche Angestellte im Institut für Epidemiologie und Medizinische Biometrie an der Universität Ulm. Sie hat einen Masterabschluss in Gesundheitswissenschaften und ist seit 1991 in der Medizinischen Fakultät in Ulm beschäftigt, an der sie auch promoviert hat. Berufliche Schwerpunkte stellen einerseits die Planung, Durchführung und Auswertung von epidemiologischen Studien und andererseits die Ausbildung von Studierenden aus verschiedenen Bereichen des Gesundheitswesens dar. Seit über 25 Jahren unterrichtet sie mit und in SAS®.

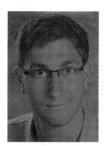

Martin Rehm

arbeitet als Medizinischer Dokumentar im Institut für Epidemiologie und Medizinische Biometrie an der Universität Ulm. Er studierte Gesundheitswissenschaften an der LMU München und ist seit 2017 in der Medizinischen Fakultät in Ulm beschäftigt. Wesentliche Arbeitsschwerpunkte sind die Auswertung von epidemiologischen Studien und die Ausbildung von Studierenden in der statistischen Analyse von Daten.

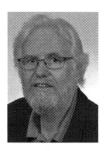

Rainer Muche

ist Professor für Biometrie im Institut für Epidemiologie und Medizinische Biometrie an der Universität Ulm. Er hat sein Diplom in Statistik an der Universität Dortmund erhalten. Nach sechs Jahren an der Universität Göttingen ist er seit 1991 wissenschaftlicher Mitarbeiter in der Medizinischen Fakultät in Ulm. Schwerpunkt der Arbeit ist die Ausbildung von Medizinern in die Biometrie, gerade auch mit Statistiksoftware. Neben der Lehre ist die Beratung von Klinikern in Bezug auf Studienplanung und Auswertung ein wesentlicher Arbeitsschwerpunkt.

Allgemeine Information

© Springer-Verlag GmbH Deutschland, ein Teil von Springer Nature 2019
G. Büchele, M. Rehm, R. Muche, *Medizinische Statistik mit SAS Studio unter SODA*,
https://doi.org/10.1007/978-3-662-59283-0_1

1

Zum besseren Verständnis der im Buch eingesetzten Software-Anwendungen werden in diesem Kapitel Hintergründe erklärt und Tipps für die Anwendung gegeben. So werden in ▶ Abschn. 1.1 die verschiedenen SAS-Komponenten vorgestellt sowie grundlegende Informationen zur Anwendung von SAS Studio (▶ Abschn. 1.2) und zur Datenhaltung und Datenaufbereitung mit Excel (▶ Abschn. 1.3) vermittelt.

1.1 Was sind SAS, SODA und SAS Studio?

SAS® wurde Anfang der 1970er Jahre von Forschern an der NC State University als Datenanalyseprogramm entwickelt. Der Name *SAS* wurde ursprünglich als Abkürzung für *statistical analysis system* geführt. Heute wird die SAS-Software von dem US-amerikanischen Unternehmen SAS *Institute Inc.* (Cary, North Carolina) vertrieben, alle Rechte dieser Trademark sind dem SAS Institut vorbehalten.

Weit verbreitet ist die Anwendung von SAS u. a. zur statistischen und biometrischen Analyse von wissenschaftlichen Daten im Gesundheitsbereich. Die SAS-Software beinhaltet dazu neben einer umfangreichen Sammlung von geprüften Auswertungsroutinen (die s. g. Prozeduren), die Möglichkeit, Daten einzulesen und zu bearbeiten, sowie eine eigene Syntax („SAS Language") zur Erstellung von Programm-Code. Aus lizenzrechtlicher Sicht ist für den Gebrauch von SAS der Erwerb einer jährlich zu erneuernden Nutzungsberechtigung notwendig.

Bei *SAS OnDemand for Academics* (SODA) handelt es sich um eine online bereitgestellte Oberfläche für das Lehren und Lernen von Datenmanagement und Datenanalyse mit SAS. Die Verwendung von SODA ermöglicht einen kostenlosen Zugriff auf die SAS-Software, lediglich eine Online-Verbindung zum SAS-Server muss verfügbar sein. Für die Nutzer entfällt das sonst beim Anwenden einer Software übliche Herunterladen, Installieren und Konfigurieren. Die Software ist auch immer in der aktuellsten Version in der Cloud verfügbar. Voraussetzungen für die Verwendung des Angebotes sind eine nicht-kommerzielle Nutzung und eine Registrierung für SODA. Bei der Registrierung wird ein SAS-Profil mit einem Benutzernamen und einem Passwort angelegt. Im Anhang A.1 wird die Registrierung als „unabhängiger Lerner" ausführlich gezeigt. Nach einer erfolgreichen Registrierung können die Nutzer SAS jederzeit und überall nutzen. Einmal hochgeladene und gespeicherte Dokumente (Excel- oder SAS-Datensätze, Programme u. s. w.) können in der personalisierten, passwort-geschützen Umgebung aufbewahrt werden. Dem Benutzer steht ein Speicherplatz von bis zu 5 Gigabyte zur Verfügung. Zusätzlich zu der im vorliegenden Buch dargestellten Nutzung als unabhängiger Lerner bietet SODA auch die Möglichkeit, in einer Lehr- und Lernsituation als Dozent einen Kurs einzurichten und Studierende gezielt zu diesem Kurs einzuladen. Dabei sind Unterrichtsmaterialien für alle Kursteilnehmer einsehbar und Lehrende können ohne weiteren Wartungs- oder IT-Aufwand die Softwareanwendungen unterrichten.

SAS Studio ist eine webbrowser-basierte Programmierumgebung für die SAS-Software. Zum einen kann in dieser Umgebung SAS-Code (von jedem beliebigen Endgerät aus) über den Webbrowser geschrieben und ausgeführt werden. Dabei werden Programmierer und Programmiererinnen bei der Erstellung von SAS-Code durch eine Autovervollständigungsfunktion zur SAS-Syntax sowie durch Popup-Tipps zu Schlüsselwörtern und Prozeduren unterstützt. Dadurch eignet sich SAS Studio auch gut für den Einstieg in die Programmierung mit SAS. Zum anderen besteht auf der SAS Studio Oberfläche die Möglichkeit, über eine Point-and-Click-Steuerung *(Tasks)* SAS-Code generieren zu lassen, der dann ausgeführt wird. Die Tasks basieren auf SAS-Prozeduren und bieten Zugriff auf einige der am häufigsten verwendeten Grafik- und Analyseverfahren. Somit ermöglicht SAS Studio die Auswertung von Daten mit einer großen Bandbreite an datentechnischen, deskriptiven, grafischen und test-statistischen Methoden sowie Regressionsanalysen bis hin zu multivariaten Analysen, Clusteranalysen und Data Mining. Einen leichten Einstieg und einen niederschwelligen Zugang stellt dabei die deutschsprachige, menü-basierte Oberfläche dar. Auf der Vorstellung und Anwendung dieser vordefinierten Tasks liegt das Hauptaugenmerk dieses Buches.

SAS Studio wurde in HTML5 entwickelt und erfordert somit keine zusätzlichen Plugins. Es läuft auf allen gängigen Betriebssystemen wie Windows, Linux und macOS und auch alle üblichen Browser werden unterstützt. Die in diesem Buch vorgestellte Version läuft unter Microsoft Internet Explorer 11, Mozilla Firefox 21+, Google Chrome 27+ sowie Apple Safari 6.0+ (auf Apple OS X). Da in der Menü-Auswahl von SAS Studio noch zahlreiche Menüpunkte und Auswertungsmethoden enthalten sind, die in dem vorliegenden Buch nicht angesprochen wurden (vergleiche dazu Anhang A.3 SAS Studio Menü Baum), sind Kenntnis und Anwendung der SAS Studio Hilfe oftmals von großer Bedeutung. Hinweise zum Aufrufen und einem Einstieg zu den wichtigsten Anwendungen finden sich im Anhang Abschn. A.5 SAS Studio Hilfe.

1.2 Einführung in SAS Studio

Bei der Vorstellung von Tasks, die SAS Studio als vordefinierte Auswertungsmöglichkeiten anbietet, wurde in dem vorliegenden Buch eine durchgängige Darstellung gewählt, bei der Menübegriffe, die genauso in SAS Studio vorkommen, als fettgedruckte Worte zu sehen sind (z. B. **Graph** oder **Box-Plot**). Sollen nacheinander verschiedene Menü- und Untermenü-Punkte ausgewählt werden, so sind die einzelnen Schritte mit dem Symbol → verbunden, z. B. **Tasks** → **Graph** → **Box-Plot**. Das hier ausgewählte Beispiel **Tasks** → **Graph** → **Box-Plot** (siehe auch die folgende Abbildung) bedeutet, dass die entsprechenden Felder jeweils nacheinander mit der Maus ausgewählt und (teilweise mit Doppelklick) angeklickt werden müssen. Unterstützend zum Text sind in den folgenden Kapiteln die wichtigsten Auswertungsschritte zusätzlich durch Screen-Shots verdeutlicht. Häufig wird dabei über Markierungen, wie z. B. durch Einkreisen, explizit auf die anzuklickenden Punkte hingewiesen (◨ Abb. 1.1).

Vor einer Nutzung von SAS Studio ist eine Registrierung bei **SAS OnDemand for Academics** (SODA) nötig (siehe dazu auch Anhang Abschn. A.1 Registrierung in SODA). Danach kann man sich jederzeit über einen Webbrowser bei SODA online über die Internet-Adresse ▶ https://odamid.oda.sas.com/SASODAControlCenter/ anmelden (s. ◨ Abb. 1.2).

Auf der nach dem Anmelden folgenden Übersichtsseite *(Dashboard)* erhält man Informationen zu SODA allgemein und zum eigenen Account (z. B. verbrauchter/verfügbarer Speicherplatz) sowie die Möglichkeit, über die **Application SAS® Studio** die Oberfläche von SAS Studio zu starten – wodurch eine Anmeldung und Initialisierung gestartet wird (◨ Abb. 1.3).

Nach Anklicken des SAS Studio-Links wird man automatisch auf die SAS Studio-Oberfläche geleitet. Wie im folgenden Bild zu sehen, ist die Oberfläche von SAS Studio in zwei Teile aufgeteilt. Auf der linken Seite findet sich eine Navigationsleiste

1

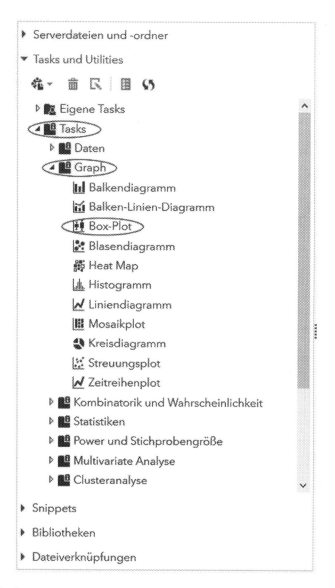

Abb. 1.1   Menüsteuerung

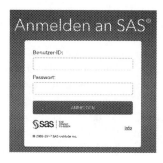

Abb. 1.2   Anmeldung in SAS

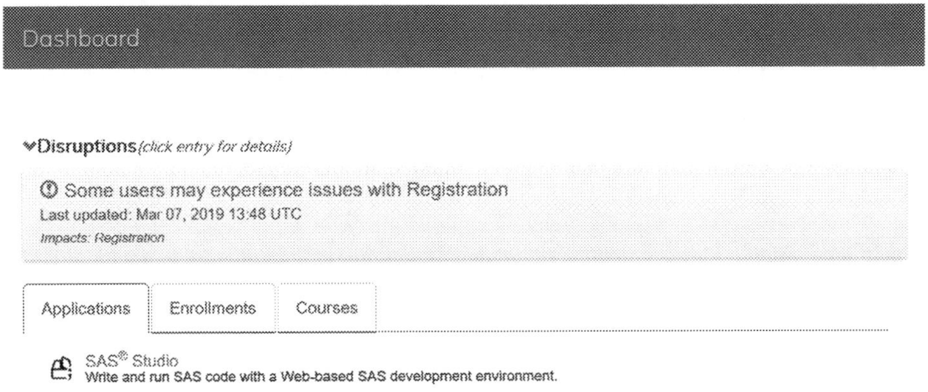

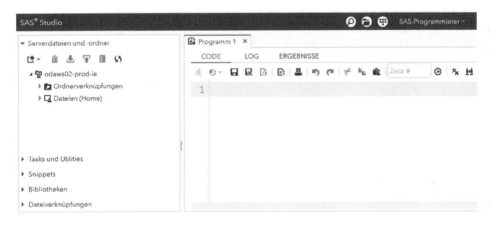

□ Abb. 1.3 Benutzerspezifische Startseite und Starten von SAS Studio

□ Abb. 1.4 Arbeitsfläche SAS Studio

mit einer Vielzahl von Auswahlmöglichkeiten und auf der rechten Seite die eigentliche Arbeitsfläche mit verschiedenen Reitern (□ Abb. 1.4).

Die Navigationsleiste dient dazu, Ordner zu erstellen, Daten zu importieren und Tasks auszuwählen. Sie ist wiederum aufgeteilt in die Bereiche **Serverdateien und -ordner, Tasks und Utilities, Snippets, Bibliotheken** und **Dateiverknüpfungen**. Durch Klicken auf die einzelnen Teile öffnen sich weitere Unterrubriken. Im Fenster unten wurde **Tasks und Utilities** ausgewählt, da hierauf der Fokus des Buches liegt. Die **Tasks** ermöglichen es, über einfaches Durchklicken und Variablen auswählen, Code zu generieren und Auswertungen durchzuführen.

Die Arbeitsfläche rechts besteht aus drei Unterfenstern: **Code, Log** und **Ergebnisse** (□ Abb. 1.5). Man kann durch Klicken auf den gewünschten Reiter hin- und herwechseln. Im Code-Unterfenster können die SAS-Programme geschrieben werden, und auch die von SAS Studio-Tasks generierten Codes werden hier angezeigt. Im Log-Fenster werden Informationen über die eingelesenen Daten und Programme angezeigt. Hier

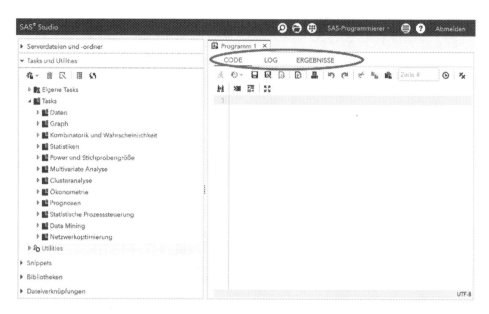

□ Abb. 1.5   Aufbau SAS Studio Programmieroberfläche

werden auch, falls aufgetreten, Fehler im Programmcode und Warnungen angezeigt mit Hinweisen auf deren Entstehung. Nach der Anwendung eines Tasks können eigentlich keine aktuellen Fehler oder Warnungen im Log-Fenster angezeigt sein. Interessierte Benutzer und Benutzerinnen finden in den Log-Hinweisen Informationen u. a. zur Verarbeitung der Daten, benötigter Rechnerzeit sowie zu ausgegebenen Ergebnissen. Im Ergebnisfenster werden schließlich die automatisch erstellten Tabellen, Grafiken und Statistiken angezeigt.

Die unten dargestellte Abbildung zeigt als Beispiel die SAS Studio-Oberfläche mit der Auswahl eines Tasks zu einer Tabellenanalyse sowie deren Ergebnisse nach Ausführen eines automatisch generierten Codes (□ Abb. 1.6).

Dabei wurde links in der Navigationsleiste unter **Tasks und Utilities** → **Tasks** → **Statistiken** → **Tabellenanalyse** ausgewählt. Angefordert wurde dabei eine Kreuztabelle zwischen den Merkmalen **vorhandene_KHK** und **Anzahl_befallener_Gefaesse** des Datensatzes **KHKGESAMT.** Im Bereich der Arbeitsfläche erscheint dann links ein Fenster, in dem der Datensatz und die zu analysierenden Variablen ausgewählt werden können. Daraufhin wird automatisch von SAS Studio lauffähiger Syntax-Code generiert, den man durch Klicken auf das **„Ausführen"-Symbol** in der oberen Leiste der Arbeitsfläche ausführen kann. Die Ergebnisse erscheinen danach in der Arbeitsfläche rechts als Kreuztabelle zusammen mit den passenden Grafiken. Man kann dort unter **Inhalt** den gewünschten Menüpunkt auswählen. Dieser erscheint dann in der Ausgabe. Der Blick in das LOG-Fenster ist nach dem Ausführen von Tasks nicht zwingend nötig, da keine Fehler und Warnungen auftreten können.

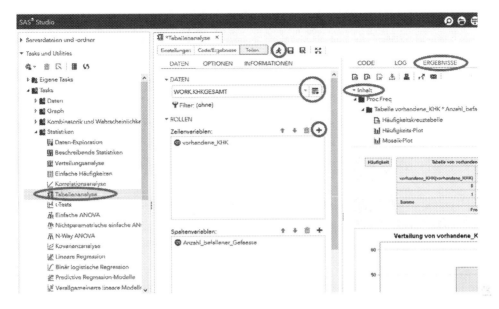

◘ Abb. 1.6 Aufbau SAS Studio-Oberfläche

1.3 Datenhaltung und Datenaufbereitung mit MS-Excel

Wie im Anhang Abschn. A.2 ausführlich beschrieben, entstammen die in den Beispielen benutzten KHK-Daten einer realen Studie aus dem Bereich der Herz-Kreislaufforschung. Die Daten werden dabei überwiegend im Excel-Format gehalten. Neben Word, Outlook und PowerPoint ist Excel ein wichtiges Programm aus Microsofts Office-Software-Paket. Eine gängige Einsatzmöglichkeit ist das Eingeben und Bearbeiten von Studien- und Patientendaten. Man kann mit Excel nicht nur Tabellen erstellen, sondern auch Berechnungen mit Formeln und Funktionen durchführen. In Excel können verschiedene Arbeitsblätter angelegt werden, die als Register angezeigt werden. In jedem Arbeitsblatt befinden sich Zellen, angeordnet in Zeilen und Spalten, in denen die einzelnen Messwerte eingetragen werden. Jede Zelle wird durch die Kombination aus Buchstabe (Spalte) und Zahl (Zeile) eindeutig identifiziert, die Zelle links oben beginnt mit A1. Pro Arbeitsblatt können über eine Million Zeilen und 16.000 Spalten genutzt werden. Für die Weiterverarbeitung der Daten in SAS ist es empfehlenswert, den Datensatz so aufzubauen, dass immer in einer Zeile die Werte zu einer Beobachtungseinheit (z. B. zu einem Patienten) und in den Spalten die einzelnen Merkmale (z. B. Geschlecht) eingetragen werden. In ▸ Abschn. 2.1 wird ausführlicher gezeigt, wie Daten von Hand in Excel eingegeben, bzw. in ▸ Abschn. 2.2 wie eine vorhandene Excel-Datei geöffnet und in ▸ Abschn. 2.3 wie eine Excel-Datei in SAS Studio hochgeladen und importiert wird.

Meistens müssen eingegebene oder von anderen Systemen übernommene Studiendaten noch aufbereitet werden, damit sie für die gewünschten Fragestellungen und geplanten Auswertungen passend sind. Einige, häufig vorkommende Datenänderungen sind in ▸ Kap. 3 dargestellt. Dabei wird die Vorgehensweise der Datenänderungen in Excel und, sofern sinnvoll und möglich, auf der SAS Studio-Oberfläche beschrieben.

In ▸ Abschn. 2.5 zeigen wir, wie unformatierte Daten (s. g. Textdateien, die im ASCII-Format gespeichert sind), in SAS importiert werden. Diese Art des Dateneinlesens

1

ist deutlich aufwendiger als das Einlesen von Excel-Daten, da die Bezeichnung der einzelnen Variablen und Formatierung z. B. von Datumswerten nicht automatisch vorliegen, sondern SAS erst mitgeteilt werden müssen. Da es hierzu in SAS Studio keinen entsprechenden Task gibt, wird an dieser Stelle Syntax-Code zum Dateneinlesen gezeigt.

Datenverwaltung mit Excel und SAS Studio

© Springer-Verlag GmbH Deutschland, ein Teil von Springer Nature 2019
G. Büchele, M. Rehm, R. Muche, *Medizinische Statistik mit SAS Studio unter SODA*,
https://doi.org/10.1007/978-3-662-59283-0_2

2

In diesem Kapitel werden die wichtigsten Schritte erklärt, die erforderlich sind, um mit SAS Studio arbeiten zu können. In ▶ Abschn. 2.1 und 2.2 wird gezeigt, wie Excel-Dateien erstellt und gespeichert werden, um sie später in SAS Studio einzulesen (▶ Abschn. 2.3). In den ▶ Abschn. 2.4 und 2.5 wird beschrieben, wie man SAS- und Textdateien importiert und im Folgenden damit arbeitet.

2.1 Manuelle Dateneingabe in Excel

Zu erfassende Datenwerte können direkt in die Zellen des Excel-Tabellenblattes eingetragen werden. Die einzelnen Variablen (z. B. Alter, Größe) werden hierbei in die Spalten eingefügt. Die Variablennamen werden dazu in die erste Zeile geschrieben, also direkt unter die Buchstaben **A, B, C, D…**

Die Werte der einzelnen Beobachtungen (z. B. Patient, Versuchstier) werden dann in den Zeilen jeweils unter den Variablennamen eingetragen. Dabei sind die Daten zu einer Beobachtungseinheit (z. B. eines Patienten) in einer Zeile zu dokumentieren (◘ Abb. 2.1). Wie sich der Excel-Datensatz dann in SAS Studio einlesen lässt, wird in ▶ Abschn. 2.3 erläutert.

> **Hinweis**
>
> Bei der Eingabe von Namen ist die Datenschutzgesetzgebung zu beachten, es wird empfohlen eher Pseudonyme zu verwenden. Variablennamen sollten keine Umlaute oder „ß" beinhalten, da dies zu Schwierigkeiten führen kann. Leerzeichen und sonstige Sonderzeichen sollten durch Unterstriche ersetzt werden.

> **Hinweis**
>
> Um den „normalen" Excel Umgang zu erlernen, möchten wir auf die Excel-Bücher in Abschn. A.7 hinweisen.

Gespeichert wird ein erstellter Datensatz unter Excel 2016 durch die Auswahl **Datei → Speichern unter.** Es öffnet sich das im Folgenden abgebildete Fenster (◘ Abb. 2.2). Man wählt das Verzeichnis und den entsprechenden Ordner aus, in dem der Datensatz abgespeichert werden soll.

Anschließend gibt man den Namen des Datensatzes (mit der Endung **.xlsx**) in das betreffende Textfeld ein und klickt auf **Speichern.**

Wie man diesen Datensatz wieder öffnet wird in ▶ Abschn. 2.2 beschrieben.

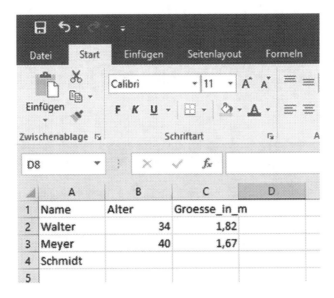

Abb. 2.1 Aufbau Excel-Datensatz

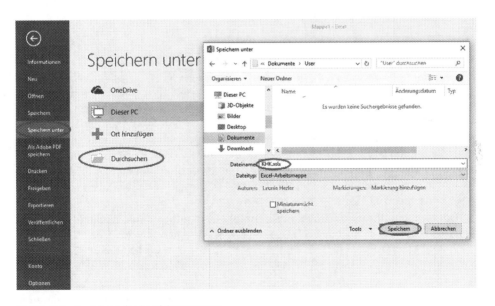

Abb. 2.2 Speichern des Excel-Datensatzes

2.2 Öffnen einer vorhandenen Excel-Datei

Um vorhandene Datensätze unter Excel 2016 zu öffnen, wählt man **Datei → Öffnen**. Es erscheint das unten abgebildete Fenster (**Abb. 2.3**). Zunächst muss der Pfad des Datensatzes angeben werden. Man wählt das Verzeichnis und den betreffenden Ordner mit der Maus aus. Der gewünschte Datensatz wird mit der Maus markiert, hier **KHK**,

2

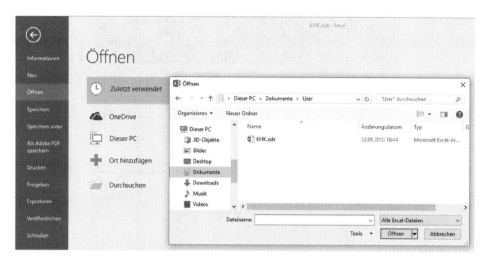

◻ **Abb. 2.3**   Öffnen des Excel-Datensatzes

dann klickt man auf **Öffnen.** Dieser Datensatz steht nun für die Bearbeitung auf der Excel-Oberfläche zur Verfügung.

2.3 **Kommunikation zwischen Excel und SAS Studio**

In diesem Kapitel wird anhand eines Beispiels dargestellt, wie man Excel-Dateien in SAS Studio einlesen kann, um später mit ihnen zu arbeiten. Hierfür verwenden wir den zuvor erstellten Excel-Datensatz KHK. Wir öffnen SAS Studio und erstellen unter **Serverdateien und -ordner → Dateien (Home)** einen neuen Ordner. Dies erfolgt über die Symbolleiste **„Neu"-Symbol → Ordner** oder einen Rechtsklick auf **Dateien (Home) → Neu → Ordner.** Im Beispiel wird dieser Ordner **Anfangsbeispiel** genannt. Im unten dargestellten Fenster wird mit einem Klick auf Speichern der neue Ordner angelegt (◻ Abb. 2.4).

Der neu erstellte Ordner **Anfangsbeispiel** muss nun mit der rechten Maustaste angeklickt und **Datei hochladen** ausgewählt werden. Alternativ wird der Ordner mit der linken Maustaste ausgewählt und durch Klicken auf das **„Hochladen"-Symbol** das unten dargestellte Fenster geöffnet (◻ Abb. 2.5). Über **Datei auswählen** wählt man die gewünschte Datei aus und drückt **Öffnen → Hochladen.** Die Excel-Datei befindet sich danach in SAS Studio im Ordner **Anfangsbeispiel** (◻ Abb. 2.6). Dieser Vorgang zum Hochladen von Dateien funktioniert auch mit allen anderen Dateiformaten.

Per Doppelklick auf die neue Excel-Datei, im Beispiel **KHK.xlsx,** wird dann ein Code generiert, mit dem die Daten eingelesen werden (◻ Abb. 2.7). Unter **Ändern** kann noch der Name **Import** in einen anderen Namen umbenannt werden (im Beispiel: **KHKGE-SAMT**).

Jetzt muss der generierte Code noch ausgeführt werden. Dies geschieht durch Klicken von **„Ausführen"** in der oberen Leiste. Damit ist unser Datensatz eingelesen und befindet sich, wie in **Ausgabedaten** angegeben, unter **Bibliotheken → Work** mit dem gewählten Namen.

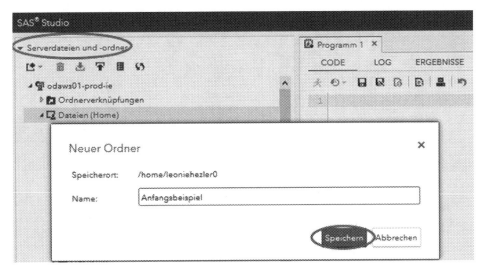

◘ **Abb. 2.4** Neuer Ordner in SAS Studio

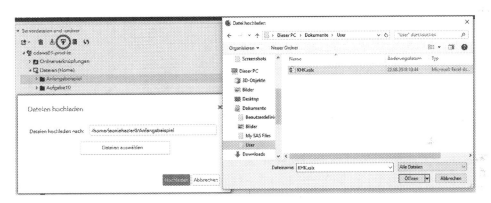

◘ **Abb. 2.5** Hochladen einer Excel-Datei

◘ **Abb. 2.6** Speicherort einer
hochgeladenen Excel-Datei

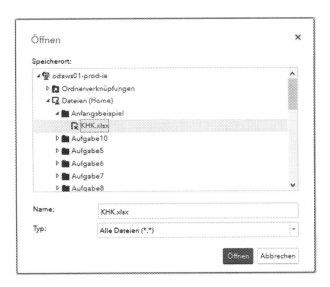

2

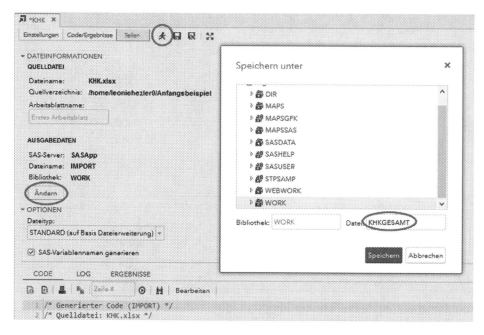

■ **Abb. 2.7**   Einlesen einer hochgeladenen Excel-Datei

Nun steht uns der Datensatz sofort für weitere Aktionen zur Verfügung. Beispielsweise kann man nun unter **Tasks und Utilities → Tasks → Daten → Tabellenattribute auflisten** im unten angegebenen Fenster die Datei **KHKGESAMT** auswählen. Durch Klicken auf „**Ausführen**" wird der generierte Code ausgeführt und alle in der Datei enthaltenen Variablen werden unter **Ergebnisse** aufgelistet und charakterisiert (■ Abb. 2.8).

Über **Tasks und Utilities → Tasks → Daten → Listenbericht** können die Werte ausgewählter Variablen aus dem Datensatz aufgelistet werden, ggf. auch nach einer Gruppierungsvariablen sortiert. Im Beispiel wurde die Variable **LDL_Cholesterin_mg_dl** gruppiert nach **vorhandene_KHK** aufgelistet (■ Abb. 2.9 und 2.10).

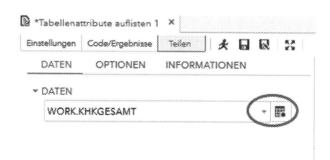

■ **Abb. 2.8**   Tabellenattribute

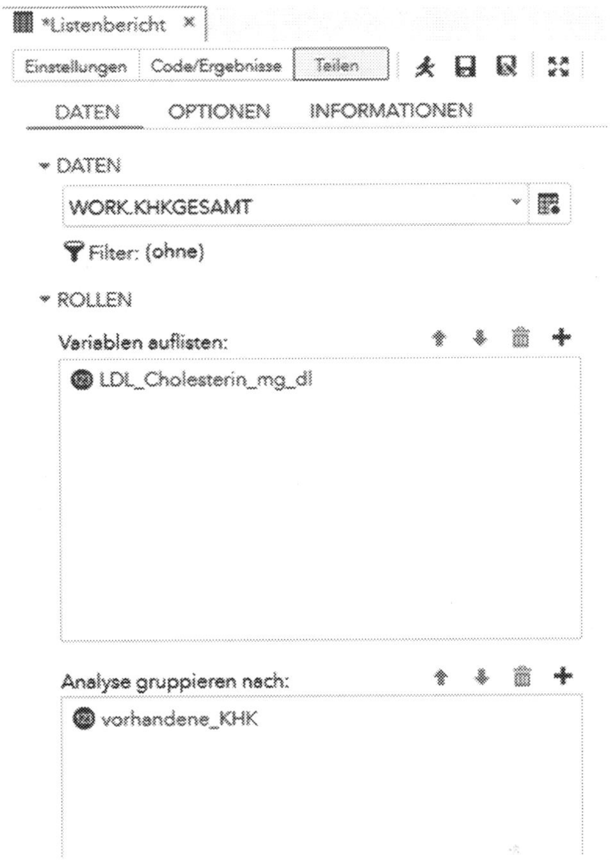

Abb. 2.9 Listenbericht anfordern

Jetzt wollen wir noch die Frage klären, wie man eine Datei, die sich im Work-Verzeichnis von SAS Studio befindet, als Excel-Datei speichert. Hierzu gehen wir unter **Bibliotheken → Eigene Bibliotheken → WORK** per Rechtsklick auf die gewünschte Datei, im Beispiel **KHKGESAMT.** Dort wählen wir **Exportieren.** Im erschienenen Fenster kann jetzt ein Ordner als Speicherort und unter **Dateiformate** das passende Format gewählt werden. In unserem Fall also **XLSX,** da wir die Datei als Excel-Datei erstellen möchten. Durch den Button **Exportieren** wird dann die Datei im gewählten Ordner gespeichert (Abb. 2.11 und 2.12).

Um einen veränderten Datensatz nach Datenänderungen (neue Variablen erzeugt, Variable klassiert, Variable gelöscht, etc.) in SAS Studio von SAS nach Excel zu übertragen, sodass man diesen mit Excel weiterbearbeiten kann, klickt man per Rechtsklick auf die gewünschte gespeicherte Datei. Man wählt dann **Datei herunterladen.** Zu gleichem Resultat gelangt man über Klicks auf die Datei und das **„Herunterladen"-Symbol.** Im neuen Fenster kann die Datei mit Microsoft Excel geöffnet werden und, wie in ► Abschn. 2.1 beschreiben, gespeichert werden (Abb. 2.13).

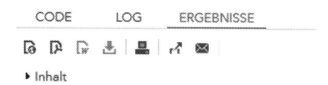

Daten auflisten für WORK.KHKGESAMT

vorhandene_KHK=.

Beob.	LDL_Cholesterin_mg_dl
1	289
2	169
3	164

vorhandene_KHK=0

Beob.	LDL_Cholesterin_mg_dl
4	159
5	137
6	159
7	217
8	234
9	128
10	108
11	172
12	193

◼ **Abb. 2.10**   Ausgegebener Listenbericht

2.4 SAS-Dateien in SAS Studio aufrufen

Man kann auch SAS-Dateien analog zu Excel-Dateien in SAS Studio hochladen (s. ▶ Abschn. 2.3). Der Ordner **Anfangsbeispiel** muss per Rechtsklick mit der Maus angeklickt und **Datei hochladen** ausgewählt werden. Alternativ erfolgt die Aktion über das „**Hochladen**"-Symbol. Über **Datei auswählen** wählt man dann die gewünschte Datei aus und drückt **Hochladen**. Die Datei befindet sich nun in SAS Studio im Ordner **Anfangsbeispiel**. Unser Beispieldatensatz heißt **alle_daten.sas7bdat**. Führt man jetzt wiederum einen Doppelklick auf den gewünschten Datensatz aus, wird der Datensatz temporär in den **Bibliotheken** abgespeichert (im von SAS Studio erstellten Ordner **_Temp0**). Der Name **ALLE_DATEN** wird hierbei von SAS Studio aus unserem Dateinamen generiert (◼ Abb. 2.14, 2.15 und 2.16).

Jetzt kann man wie gewohnt in den Tasks diese Datei auswählen. Dazu geht man auf „**Tabelle auswählen**" → **Eigene Bibliotheken** → **_TEMP0** → **ALLE_DATEN**. Da die Datei allerdings nur temporär in den Eigenen Bibliotheken gespeichert ist, muss dieser Vorgang immer wiederholt werden, wenn SAS Studio neu geöffnet wird.

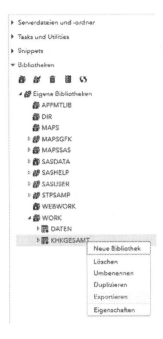

Abb. 2.11   Datensatz-Export 1

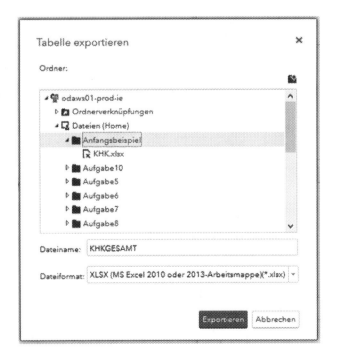

Abb. 2.12   Datensatz-Export 2

2

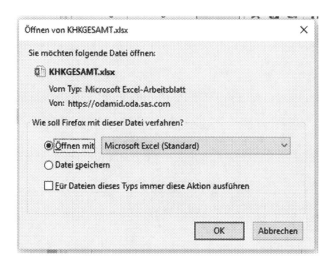

☐ **Abb. 2.13**   Öffnen einer exportierten Excel-Datei

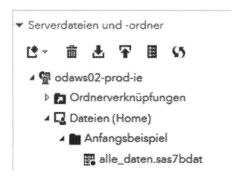

☐ **Abb. 2.14**   Ordner

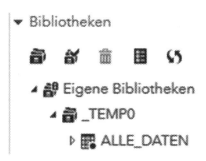

☐ **Abb. 2.15**   Bibliothek

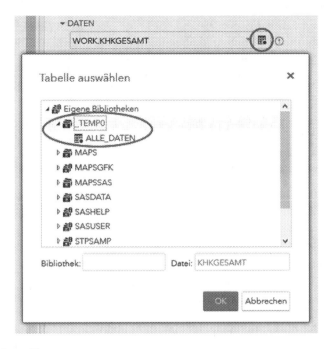

□ Abb. 2.16   Auswahl

2.5 Textdateien in SAS Studio einlesen

Textdateien können über das selbe Vorgehen wie bei Excel-Dateien in SAS Studio hochgeladen werden (s. ▶ Abschn. 2.3). Der Ordner **Anfangsbeispiel** wird mit der rechten Maustaste angeklickt und **Datei hochladen** ausgewählt. Über **Datei auswählen** wählt man dann die gewünschte Datei aus und drückt **Hochladen**. Die Datei befindet sich danach in SAS Studio im Ordner **Anfangsbeispiel**. Unser Beispieldatensatz dazu heißt **KHK.txt**.

Allerdings kann bei Textdateien nicht einfach wie zuvor bei den Excel-Dateien der Einlese-Code per Doppelklick generiert werden. Dadurch ist der Umgang mit Textdateien etwas komplizierter und wir stellen zwei Möglichkeiten zur Lösung vor. Als erstes wollen wir zeigen, wie man eine Textdatei selbst mit Syntaxcode einliest. Die zweite Möglichkeit beschreibt, wie man eine Textdatei in eine Excel-Datei umwandelt, dann kann analog zu ▶ Abschn. 2.3 fortgefahren werden.

Um eine Textdatei per Syntaxcode einzulesen, öffnet man sich zuerst ein neues SAS-Programm. Dies geht beispielsweise durch die Taste **F4** auf der Tastatur.

Man fängt dann an mit **DATA** und dem Namen wie der Datensatz im Programm heißen soll (im Beispiel: **beispiel**). Jeder Befehl muss durch ein Semikolon (;) beendet werden. In der nächsten Zeile wird hinter **INFILE** in Anführungszeichen der Pfad angegeben, in dem die Textdatei in SAS gespeichert ist. Dann folgt das **INPUT**-Statement. Hier werden für die einzelnen Variablen die Variablennamen definiert. Dabei muss beachtet werden:

2

Bei alphanumerischen Variablen (wie z. B.: Geschlecht) muss zur Kennzeichnung immer nach dem Variablennamen ein „$" stehen. Hierbei ist die Länge der Variable auf 8 Zeichen beschränkt, d. h. keine Variablenausprägung darf mehr als 8 Zeichen haben. Ist dies nicht der Fall, muss hinter dem Dollarzeichen noch die maximale Anzahl der Zeichen angegeben werden. Außerdem müssen Datumsvariablen mit s. g. Formaten besonders gekennzeichnet sein, z. B. mit **DDMMYY10.** (das Datum in diesem Beispiel besteht aus zehn Zeichen, je zwei für Tag und Monat und vier für das Jahr plus zwei Trennzeichen. Wie das Datum tatsächlich aufgebaut ist, muss in der Textdatei nachgeschaut werden!). Zusätzlich muss nach jedem Datumsformat **+1** stehen, dadurch kann der Pointer zur nächsten Variable springen. Weitere gebräuchliche Formate sind:

DDMMYY6. → (121199)
DDMMYY8. → (12111999 oder 12/11/99)
DDMMYY10. → (12/11/1999)
DATE9. → (13FEB1979)
DATE7. → (13FEB79)
MMDDYY8. → (amerikanisches Datumsformat: 05-31-99)
YYMMDD10. → (Reihenfolge nach ISO 8601 / DIN 5008: 2005-04-21)

Im Beispielcode formatieren wir die Datumsangaben noch zusätzlich für die Ausgabe, um in unseren Tabellen später alles richtig lesen zu können. Wir haben uns für das Format **DDMMYY10.** entschieden.

Dadurch bekommen wir ein Datum, dass aus 10 Zeichen besteht. Die Zuweisung des Ausgabeformates geschieht mittels der **FORMAT**-Anweisung in der Prozedur **PROC PRINT**. Diese Prozedur gibt in das Ergebnisfenster eine Liste aller Variablenwerte aus (◘ Abb. 2.17).

```
DATA beispiel;
    *Daten einlesen und Variablen benennen;
    INFILE '/home/leoniehezler0/Anfangsbeispiel/KHK.txt';
    INPUT Laufende_Nummer Geburtsdatum DDMMYY10. +1
        Angiographiedatum DDMMYY10. +1 Geschlecht $
        Groesse_in_cm Gewicht_in_kg Zigarettenrauchen
        Hypertonie Diabetes_mellitus systolischer_Blutdruck_mmHg
        diastolischer_Blutdruck_mmHg Gesamtcholesterin_mg_dl
        Triglyzerid_mg_dl LDL_Cholesterin_mg_dl VLDL_Choleserin_mg_dl
        HDL_Cholesterin_mg_dl Glucose_im_Serum_mg_dl
        vohandene_KHK Anzahl_befallener_Gefaesse;
RUN;

*Datumsangaben richtig formatieren;
PROC PRINT DATA=beispiel;
    FORMAT Geburtsdatum DDMMYY10.
           Angiographiedatum DDMMYY10.;
RUN;
```

◘ **Abb. 2.17**   Syntax für das Einlesen einer Textdatei

Die entsprechende Tabelle der Ausgabe sieht dann aus wie in der folgenden Abbildung (Ausschnitt) (◘ Abb. 2.18).

Die andere Möglichkeit wäre, die Textdatei in Excel zu öffnen und dann als Excel-Datei zu speichern. Dann kann man wie in ▶ Abschn. 2.3 fortfahren. Um eine Textdatei in Excel zu öffnen, müssen wir die gewünschte Datei von SAS Studio herunterladen. Dazu einfach die Datei mit Rechtsklick anklicken → **Datei herunterladen** → **Datei speichern** → **OK**. Die Textdatei befindet sich dann im Downloadordner. Diese Daten müssen dann mit einem geeigneten Editor geöffnet und alle Einträge markiert und kopiert werden. Jetzt öffnet man Excel und kopiert die Daten durch Rechtsklick auf das Datenfeld A2 (um später in die erste Zeile noch Überschriften einfügen zu können) und einfügen. Wir drücken dann auf den Button **(Strg)** (◘ Abb. 2.19, 2.20 und 2.21)

Durch **Textkonvertierungs-Assistenten verwenden...** erscheint ein Fenster, in dem weitere Spezifikationen zur Datei getroffen werden können. Wir wählen aus, wie die einzelnen Werte getrennt werden sollen und welches Format gewählt wird (◘ Abb. 2.22, 2.23 und 2.24).

Durch **Fertig stellen** wird der neue Excel-Datensatz erstellt. In der obersten Zeile können jetzt noch die Variablennamen eingetragen werden. Der Datensatz kann dann wie bereits in ▶ Abschn. 2.1 gespeichert und in SAS Studio als Excel-Datei eingelesen werden (siehe ▶ Abschn. 2.3) (◘ Abb. 2.25).

Beob.	Laufende_Nummer	Geburtsdatum	Angiographiedatum	Geschlecht	Groesse_in_cm	Gewicht_in_kg	Zigarettenrauchen	Hypertonie
1	285	04/11/1935	21/10/1992	m	176	71	1	1
2	282	24/04/1952	21/10/1992	m	177	75	0	0
3	298	09/11/1920	05/11/1992	m	173	75	0	0
4	31	12/09/1942	12/08/1992	m	171	85	1	1
5	182	01/07/1946	02/09/1992	m	170	79	1	0
6	116	28/09/1930	30/07/1992	m	188	68	1	1
7	243	18/02/1935	10/10/1992	m	184	87	1	0
8	249	13/06/1944	13/10/1992	m	170	74	1	0
9	123	02/07/1940	30/07/1992	w	188	68	0	0
10	246	13/01/1928	14/10/1992	m	175	83	0	0
11	159	03/06/1943	26/08/1992	m	171	87	0	0
12	55	29/03/1944	01/07/1992	m	174	73	1	0
13	285	26/06/1923	30/10/1992	w	163	63	0	1
14	53	11/05/1937	30/08/1992	w	158	60	0	0
15	282	13/10/1943	27/10/1992	w	163	57	0	0

◘ **Abb. 2.18**   Datensatz 1

2

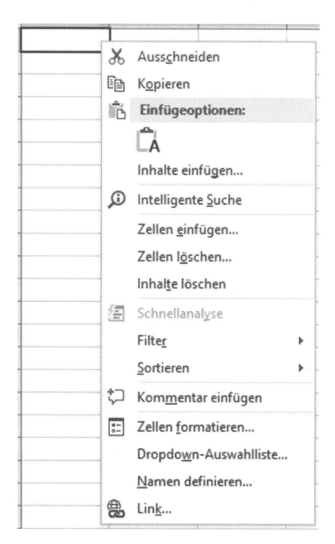

❑ Abb. 2.19   Excel-Export 1

```
265 04/11/1935 21/10/1992 m 176 71 1 1 1 150 80 204 32 135 10 59 98 1 2
262 24/04/1952 21/10/1992 m 177 75 0 0 0 130 80 199 43 144 17 39 92 1 3
298 09/11/1920 05/11/1992 m 173 75 0 0 1 130 70 176 51 113 3 60 148 1 3
31 12/09/1942 12/06/1992 m 171 85 1 1 0 120 90 263 56 200 5 57 93 1 1
182 01/07/1946 02/09/1992 m 170 79 1 0 0 130 80 289 56 245 14 30 98 1 .
116 26/09/1930 30/07/1992 m 169 66 1 1 0 120 70 192 57 134 9 49 100 1 4
243 18/02/1935 10/10/1992 m 184 87 1 0 0 160 90 223 57 167 9 47 103 1 5
249 13/06/1944 13/10/1992 m 170 74 1 0 0 120 80 222 62 159 9 54 93 1 2
123 02/07/1940 30/07/1992 w 168 68 0 0 0 120 80 231 63 155 16 60 106 0 .
246 13/01/1928 14/10/1992 m 175 83 0 0 0 155 70 194 67 142 8 44 113 0 .
159 03/06/1943 26/08/1992 m 171 87 0 0 0 120 80 197 74 128 20 49 100 0 .
55 29/03/1944 01/07/1992 m 174 73 1 0 0 110 70 171 75 118 11 42 98 1 2
285 26/06/1923 30/10/1992 w 163 63 0 1 1 120 80 224 75 164 16 44 128 0 .
53 11/05/193   (Strg) ▾ 92 w 156 60 0 0 0 120 80 190 76 132 13 45 88 0 .
```

◨ **Abb. 2.20**   Excel-Export 2

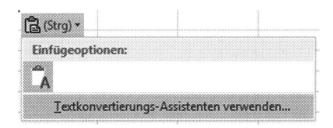

◨ **Abb. 2.21**   Excel-Export 3

2

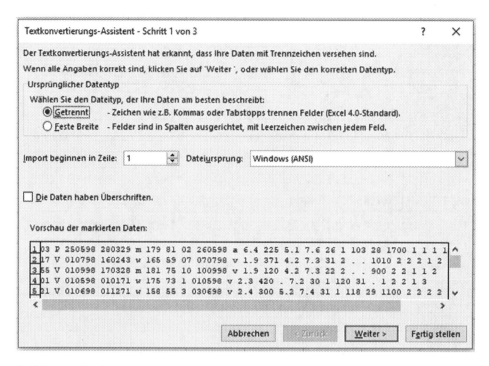

■ **Abb. 2.22**   Excel-Export 4

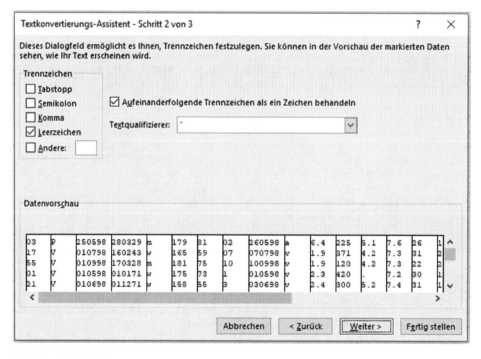

■ **Abb. 2.23**   Excel-Export 5

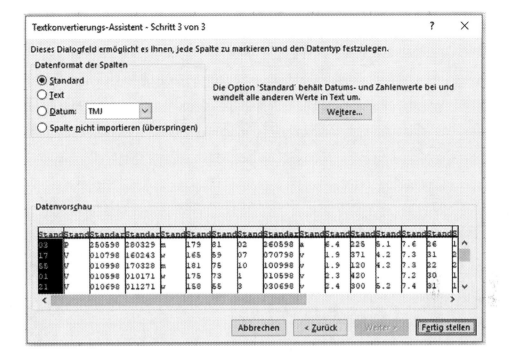

Abb. 2.24 Excel-Export 6

	A	B	C	D	E
1	Laufende_N	Geburtsdatu	Angiographi	Geschlecht	Groesse_in_
2	265	04.11.1935	21.10.1992	m	176
3	262	24.04.1952	21.10.1992	m	177
4	298	09.11.1920	05.11.1992	m	173
5	31	12.09.1942	12.06.1992	m	171
6	182	01.07.1946	02.09.1992	m	170

Abb. 2.25 Excel-Export 7

Datenmanagement mit Excel und SAS Studio

© Springer-Verlag GmbH Deutschland, ein Teil von Springer Nature 2019
G. Büchele, M. Rehm, R. Muche, *Medizinische Statistik mit SAS Studio unter SODA*,
https://doi.org/10.1007/978-3-662-59283-0_3

3

Trailer

Bevor statistische Auswertungen mit einem Datensatz durchgeführt werden können, muss dieser oft zuerst aufbereitet werden. Dazu gehört das Ändern von Variablennamen und Variablenwerten (▶ Abschn. 3.2), die Korrektur von Variablenformaten (▶ Abschn. 3.3), das Hinzufügen (▶ Abschn. 3.4) oder Löschen von Variablen (▶ Abschn. 3.6) oder Beobachtungen (▶ Abschn. 3.7), die Einteilung von Datenwerten in Klassen (▶ Abschn. 3.5) sowie das Zusammenfügen von Dateien (▶ Abschn. 3.9) und die Sortierung der Daten nach bestimmten Variablen (▶ Abschn. 3.8). Des Weiteren ist dargestellt, wie Teilmengen eines Datensatzes (▶ Abschn. 3.10) ausgewählt werden können. Die Bearbeitung des Datensatzes erfolgt in Excel oder SAS Studio.

Für manche der gezeigten Bearbeitungsschritte gibt es in SAS Studio keine entsprechenden Tasks. In diesen Fällen zeigen wir teilweise die Vorgehensweise per Programm-Code, ein Grundgerüst für die Programmierung wird in ▶ Abschn. 3.1 vorgestellt. Ist die Vorgehensweise in Excel einfach zu realisieren, verzichten wir aber auch gelegentlich auf die Darstellung als Programm-Code.

3.1 Programmieren in SAS Studio

Leider sind in SAS Studio noch nicht alle Datenmanagement-Optionen, die in diesem Kapitel angesprochen werden, als Task vorhanden, aus diesem Grund müssen wir in diesen Fällen entsprechenden Programm-Code per Hand schreiben. Ein leeres Code-Fenster für die Eingabe von Programm-Code ist beim ersten Starten bereits geöffnet, später kann mit der F4-Taste jederzeit ein neues Code-Fenster aufgerufen werden. Wir benötigen eine Art „Grundgerüst", d. h. einige Syntaxzeilen, die ab ▶ Abschn. 3.4.2 in Beispielen zu Programm-Code eingesetzt werden (◘ Abb. 3.1).

Das Grundgerüst besteht aus den Befehlen **DATA, SET** und einem **RUN** zum Abschluss. Hinter dem Befehl **SET** in der zweiten Zeile des oben gezeigten Programm-Codes geben wir den Namen des zu bearbeitenden Datensatzes an und hinter **DATA** in der ersten Zeile den Namen des neuen Datensatzes, welcher die veränderten Daten enthalten soll. Möchte man die Veränderungen direkt im eigenen Datensatz durchführen und keinen neuen Datensatz erstellen, muss man nur als Name der neuen Datei den Namen der zu bearbeitenden Datei angeben, in diesem Fall stehen hinter

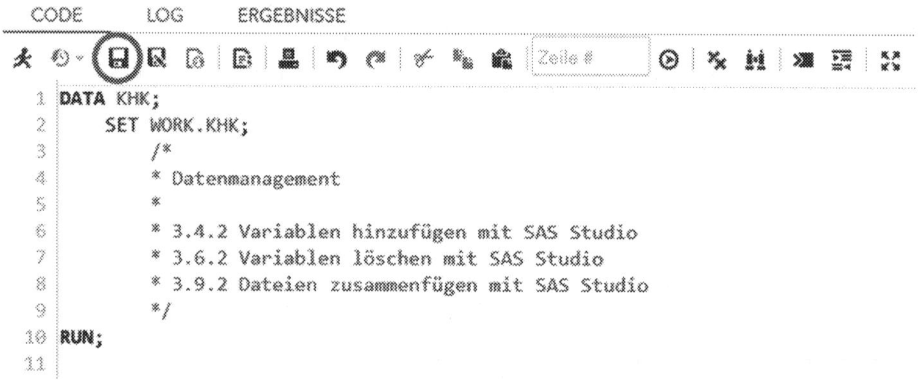

```
     CODE        LOG        ERGEBNISSE

 1  DATA KHK;
 2      SET WORK.KHK;
 3          /*
 4          * Datenmanagement
 5          *
 6          * 3.4.2 Variablen hinzufügen mit SAS Studio
 7          * 3.6.2 Variablen löschen mit SAS Studio
 8          * 3.9.2 Dateien zusammenfügen mit SAS Studio
 9          */
10  RUN;
11
```

◘ **Abb. 3.1**   Grundgerüst eines SAS-Programms

DATA und **SET** die gleichen Dateinamen. Der Befehl **RUN;** schließt den gezeigten Programm-Code ab. Jeder Befehl wird durch ein Semikolon beendet.

Die Zeichen /* am Anfang und */ am Ende einer Zeile markieren Kommentare im Programm (s. Zeile 3–9). Diese werden beim Ausführen des Programms von SAS Studio ignoriert und dienen als Erklärungen im Code. Kommentare werden in SAS Studio grün dargestellt.

Durch Klick auf das **Disketten-Symbol** („Programm speichern") kann ein Ordner ausgewählt werden, in dem das Programm gespeichert werden soll, und ein passender Name eingegeben werden. Im Beispiel wird der Code unter dem Namen „Grundgeruest.sas" im Ordner „Anfangsbeispiel" gespeichert. Durch **Speichern** wird das Programm unter **Dateien → Anfangsbeispiel** abgelegt (■ Abb. 3.2).

Um dieses Programm wieder zu öffnen, klickt man mit der rechten Maustaste unter **Serverdateien und -ordner → Dateien (Home) → Anfangsbeispiel** auf **Grundgeruest.sas** und drückt **öffnen** bzw. führt einen Doppelklick auf dieses Programm aus. Der Programmcode kann dann wieder ausgeführt oder bearbeitet und ergänzt werden. Danach sollte dieser wieder gespeichert werden (■ Abb. 3.3).

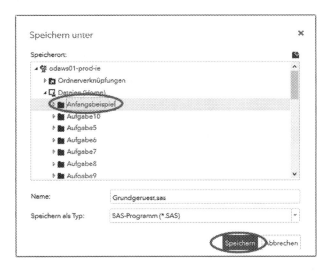

■ **Abb. 3.2**   Programm speichern

■ **Abb. 3.3**   Programm
öffnen

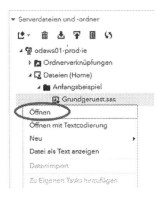

3

3.2 Variablennamen/Variablenwerte ändern

Um in Excel Variablennamen und Variablenwerte in einem Datensatz ändern zu können, positioniert man den Mauszeiger jeweils in das gewünschte Feld und überschreibt den Inhalt. Die Eingabe wird dann mit der Return- bzw. Enter-Taste bestätigt. Damit die Datenänderung bestehen bleibt, darf das Speichern der Datei (siehe ► Abschn. 2.1) nicht vergessen werden.

3.3 Variablenformate ändern

In nachfolgenden Kapiteln wollen wir mit den Datumsvariablen **Geburtsdatum** und **Angiografiedatum** arbeiten. Deswegen sollte man zuerst überprüfen, ob die beiden Variablen das gleiche Datumsformat haben. Überprüft wird dies in Excel wie folgt:

Man setzt den Cursor (Mauszeiger) in eine Zelle der Variablen Geburtsdatum, sodass die Zelle umrahmt wird. Durch die Auswahl **Start → Format → Zellen formatieren** erhält man das Format der Variablen. (Oder: **Rechtsklick → Zellen formatieren**) (◘ Abb. 3.4)

Analog geht man bei der Variablen **Angiografiedatum** vor. Entsprechen sich die beiden Formate, kann man mit der Bearbeitung fortfahren und das obige Fenster schließen. Ist dies nicht der Fall, sollte man eine der beiden Datumsvariablen anpassen, indem man

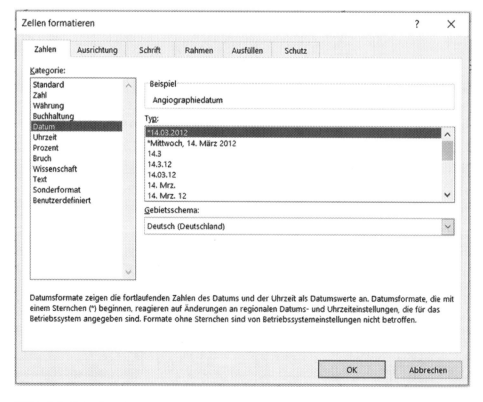

◘ **Abb. 3.4**   Datenformat

die ganze Spalte durch Klicken auf den Buchstaben der betreffenden Spalte auswählt, dann **Start → Format → Zellen formatieren** wählt, das betreffende Format mit der Maus auswählt und anschließend auf **OK** klickt. Zum Schluss wird die Datei gespeichert.

Mit demselben Vorgehen kann das Format jeder beliebigen Variablen verändert werden.

3.4 Variablen hinzufügen

Oft sollen Variablen ausgewertet werden, die aus schon vorhandenen Daten berechnet werden können. So werden in den Kapiteln dieses Buches, welche die Auswertungen beschreiben (► Kap. 5–11), einige solche Beispiele aufgezeigt. In diesem Kapitel soll als Beispiel die Variable **BMI (Body Mass Index)** sowie die Variable **Alter** eingeführt werden. Wir zeigen in ► Abschn. 3.4.1 wie die Variablen in Excel hinzugefügt werden und in ► Abschn. 3.4.2 wie in SAS Studio.

Beim BMI handelt es sich um einen Quotienten, berechnet aus Größe und Gewicht:

$$BMI = \frac{Gewicht(kg)}{(Größe(m))^2}$$

3.4.1 Variablen hinzufügen mit Excel

Zuerst wird eine neue Spalte benötigt. Freie Spalten findet man rechts hinter der letzten Variablen (in unserem Fall Spalte T). Soll die neue Spalte zwischen zwei bestehende Variablen eingefügt werden, so markiert man die rechte dieser Variablen und wählt unter **Start → Einfügen → Blattspalten einfügen** (Excel 2016) aus (Alternativ: **Rechtsklick → Zellen einfügen**) (◘ Abb. 3.5).

In die erste Zeile der hinzugefügten Spalte wird der Variablenname **BMI** eingetragen.

Als nächstes wird der BMI durch die folgende Formel berechnet. Setzt man den Mauszeiger in die erste freie Zeile der neuen Spalte, so kann die Formel direkt eingegeben werden **=F2/(E2/100)^2**. Hier ist die Variable Größe erst in Meter umzurechnen (/100), da die Werte in cm angegeben sind.

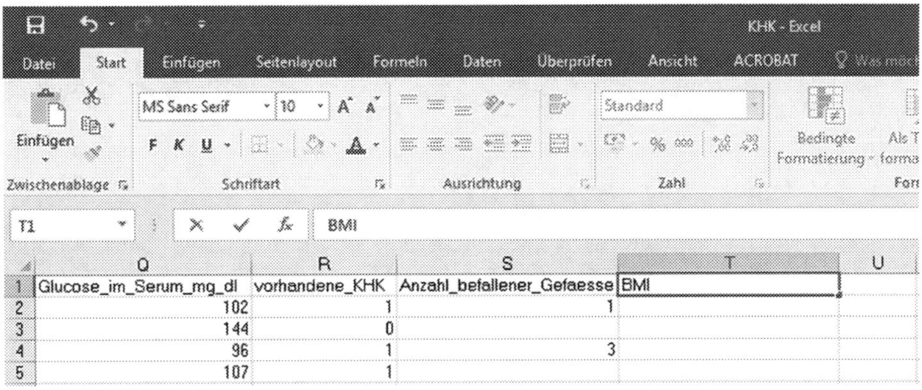

◘ **Abb. 3.5** Variablen hinzufügen 1

3

Unter dem Buchstaben **F** steht die Variable Gewicht, der erste Gewichtswert steht in der Zelle **F2.** Entsprechend steht die Variable Größe unter dem Buchstaben **E** und der erste Größenwert steht in der Zelle **E2.** Das Symbol ^**2** bedeutet „hoch 2" (◘ Abb. 3.6).

Die Formel wird mit der Enter-Taste bestätigt. Der erste BMI-Wert erscheint in der Zelle **T2** (◘ Abb. 3.7).

Die BMI-Werte sollen nur eine Nachkommastelle haben, das erreicht man indem man das Format, wie in ► Abschn. 3.3 beschrieben, in eine Zahl umwandelt und eine Dezimalstelle angibt (◘ Abb. 3.8).

Wir bleiben in der Zelle **T2,** sodass diese umrahmt bleibt. Dann gehen wir mit dem Mauszeiger an die rechte untere Ecke der Zelle, bis ein schwarzes Kreuz erscheint. Der Rahmen der Zelle wird nun mit der Maus nach unten gezogen, indem man die linke Maustaste solange gedrückt hält, bis man bei der letzten Zeile angelangt ist (s. Abb. 3.9).

Schließlich erzeugt man so alle BMI-Werte in der Spalte, das heißt die Variable **BMI** wurde erfolgreich für alle Patienten berechnet. Zusätzlich soll nun die Variable **Alter** berechnet werden. Hierzu kann man das Geburtsdatum (Spalte **B**) vom Angiografie-datum (Spalte **C**) subtrahieren (=Differenz in Tagen). In der ersten Zeile der neuen

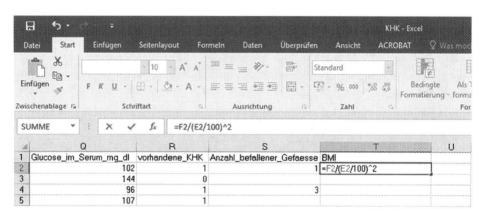

◘ **Abb. 3.6** Variablen hinzufügen 2

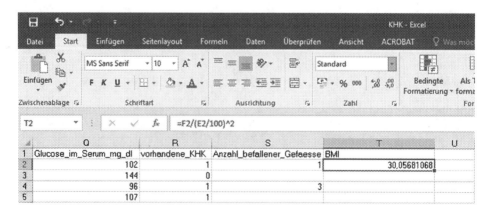

◘ **Abb. 3.7** Variablen hinzufügen 3

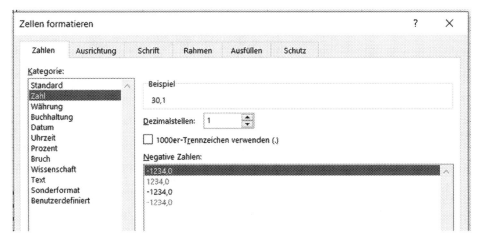

Abb. 3.8 Variablen hinzufügen 4

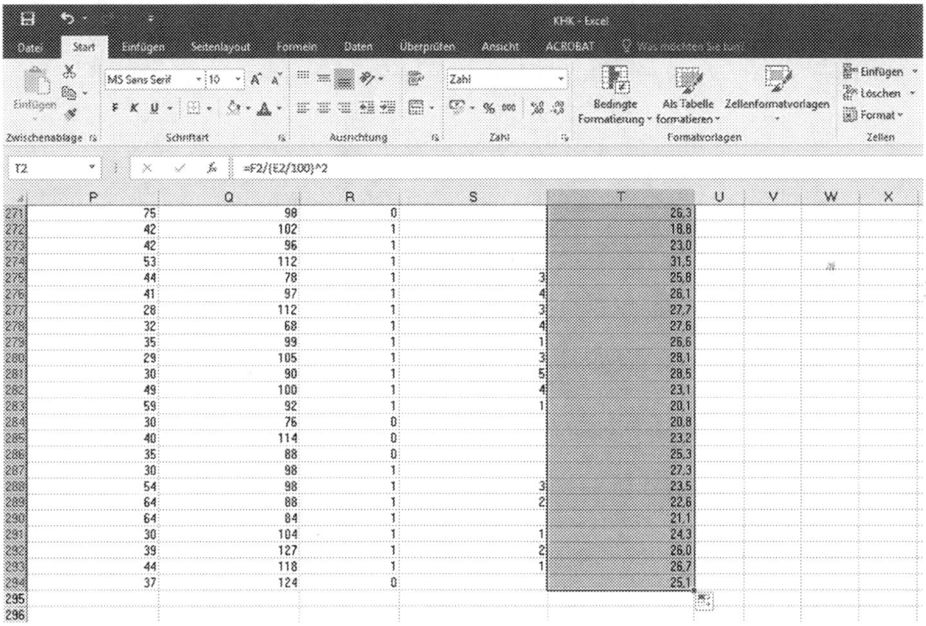

Abb. 3.9 Variablen hinzufügen 5

Spalte **Alter** geben wir die folgende Formel ein, um das Alter in Jahren zu bekommen (Tage geteilt durch 365 ergibt Jahre):

=(C2 − B2)/365

Wird die Formel durch die Enter-Taste bestätigt, erscheint das Alter im Datumsformat, daher sollte man das Format in **Zahl** mit **0 Dezimalstellen** umstellen (s. ▶ Abschn. 3.3). Die Formel wird dann für die gesamte Spalte wirksam gemacht (**Abb. 3.10).

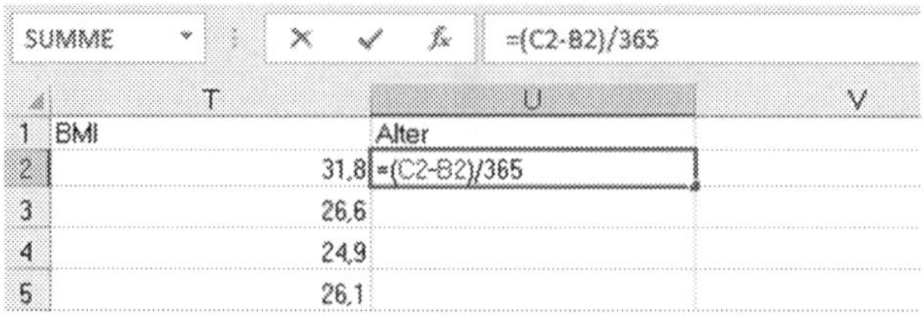

3

◘ Abb. 3.10   Formel für Alter(in Jahren)

Wichtig ist es, den veränderten Datensatz zu speichern und diesen erneut an SAS Studio zu übertragen (s. ▶ Abschn. 2.3), um die Variable für Auswertungen zur Verfügung zu haben.

3.4.2 Variablen hinzufügen mit SAS Studio

Einem Datensatz in SAS Studio eine neue Variable hinzuzufügen, ist das erste Kapitel in dem wir nicht auf einen Task zugreifen, sondern einen eigenen Programm-Code schreiben. Dafür nehmen wir unser Grundgerüst aus ▶ Abschn. 3.1 und schreiben unterhalb des Befehls SET für jede neue Variable eine Zeile nach folgendem Muster:

Name der neuen Variable = Formel für die Berechnung der neuen Variable.

In der Formel für die Berechnung der neuen Variable können normale Rechenzeichen (z. B. +, −, *, /), besondere Rechenzeichen (z. B. ** für eine Potenzierung), Funktionen (z. B. exp(), log()) oder auch andere Variablen aus dem Datensatz vorkommen. Bei Letzterem ist es wichtig darauf zu achten, dass die Namen dieser Variablen genauso geschrieben werden wie sie im Datensatz auftauchen, da SAS Studio die Variablen sonst nicht erkennt und es zu Fehlermeldungen kommt.

In unserem Beispiel müssen wir dementsprechend eine Zeile mit folgendem Code hinzufügen: BMI = Gewicht_in_kg/(Groesse_in_cm/100)**2;, wobei **2 „hoch 2" bedeutet. Für das Alter in Jahren schreiben wir: Alter = (Angiografiedatum − Geburtsdatum)/365;.

Wir wollen außerdem noch zwei weitere Variablen einfügen: Bsp1, welche das Alter der Patienten zum Zeitpunkt der Angiografie in Tagen enthält, und Bsp2, die aus dem Geburtsdatum mittels einer Funktion das Jahr extrahiert.

Nach Klicken auf das „**Ausführen**"-Symbol erscheint unter **Ausgabedaten** unser Datensatz mit den vier neuen Variablen **BMI, Alter, Bsp1** und **Bsp2**. In der Zeile über dem Datensatz können wir ablesen, dass der Datensatz nun 23 Spalten enthält (◘ Abb. 3.11 und 3.12).

CODE   LOG   ERGEBNISSE

```
1  DATA KHK;
2     SET WORK.KHK;
3        /* Variablen hinzufügen mit SAS Studio */
4        BMI = Gewicht_in_kg / (Groesse_in_cm/100)**2;
5        Alter = (Angiographiedatum-Geburtsdatum)/365;
6        Bsp1 = (Angiographiedatum-Geburtsdatum)+1;
7        Bsp2 = YEAR(Geburtsdatum);
8  RUN;
9
```

◻ **Abb. 3.11** Variablen einfügen mittels SAS-Syntax

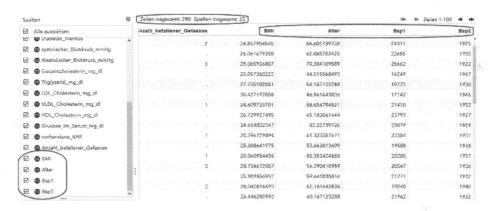

◻ **Abb. 3.12** Ausgabedaten

3.5 Datenwerte in Klassen einteilen

Für viele Auswertungen medizinischer Daten ist oft das Einteilen von Merkmalswerten in Klassen notwendig. Als Beispiel werden in diesem Kapitel die LDL-Cholesterinwerte in 5 Klassen eingeteilt. In ▶ Abschn. 3.5.1 wird aufgezeigt wie Daten mit Hilfe von Excel und in ▶ Abschn. 3.5.2 mit SAS Studio klassiert werden.

Die Einteilung der LDL-Cholesterinwerte in 5 Klassen erfolgt folgendermaßen:

Cholesterinwert $< 120 \rightarrow$ Klasse 1

$120 <=$ Cholesterinwert $< 150 \rightarrow$ Klasse 2

$150 <=$ Cholesterinwert $< 170 \rightarrow$ Klasse 3

$170 <=$ Cholesterinwert $< 190 \rightarrow$ Klasse 4

Cholesterinwert $>= 190 \rightarrow$ Klasse 5

3.5.1 Datenklassierung mit Excel

Zuerst wird eine Variable **LDL_Klassen** erzeugt. Am besten positioniert man die neue Variable hinter **LDL_Cholesterin_mg_dl.** Man markiert die Spalte **VLDL_Cholesterin_mg_dl** und fügt wie in ▶ Abschn. 3.4.1 beschrieben eine neue Spalte ein (◙ Abb. 3.13).

Um die Einteilung in Klassen zu verwirklichen, wird in der ersten Zeile der Variablen LDL_Klassen die entsprechende Formel eingegeben:

$$= \text{WENN}(N2<120;1;\text{WENN}(N2<150;2;\text{WENN}(N2<170;3;\text{WENN}(N2<190;4;\text{WENN}(N2>=190;5;)))))$$

Wobei in N2 der erste LDL-Cholesterinwert steht. Andere Klasseneinteilungen sind analog durchzuführen (◙ Abb. 3.14).

Wie bei der Variablen BMI in ▶ Abschn. 3.4.1 beschrieben, wird die Formel für die gesamte Spalte wirksam gemacht (Rahmen nach unten ziehen). Der veränderte Datensatz wird gespeichert und an SAS Studio übertragen (◙ Abb. 3.15).

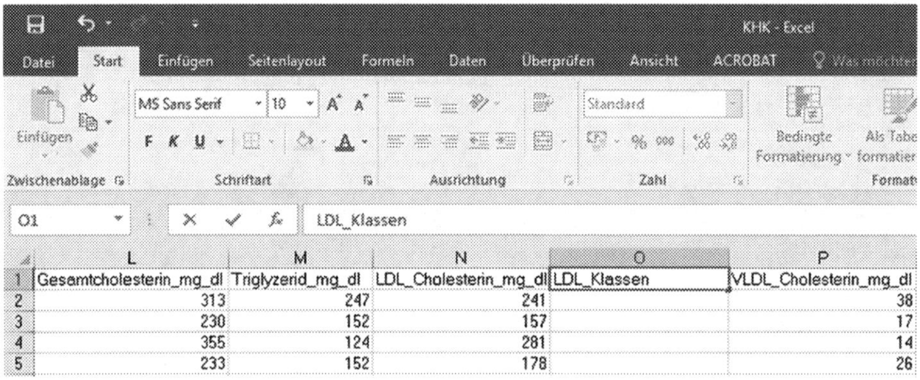

◙ **Abb. 3.13**   Daten klassieren 1

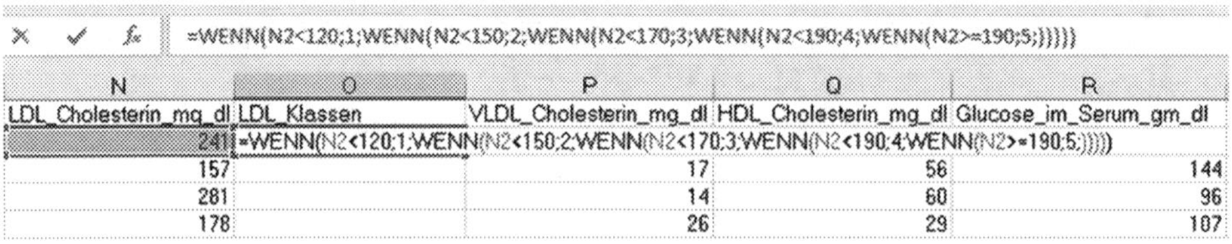

◙ **Abb. 3.14**   Daten klassieren 2

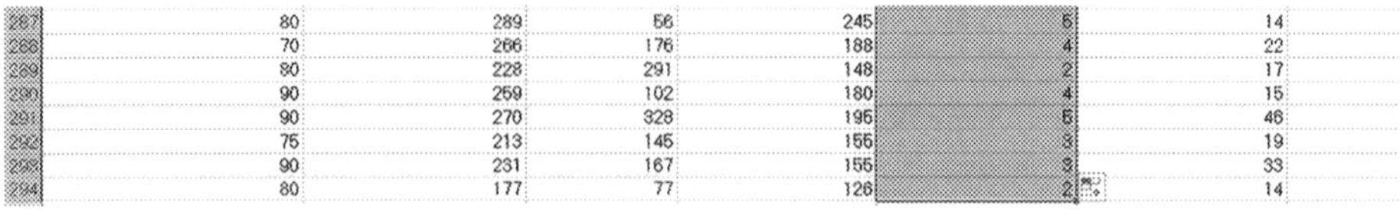

◙ **Abb. 3.15**   Daten klassieren 3

> **Hinweis**
>
> An dieser Stelle sollte die Richtigkeit der Klasseneinteilung stichprobenartig überprüft werden, vor allem wenn in der Ausgangsvariable einzelne Werte fehlen.

3.5.2 Datenklassierung mit SAS Studio

Um in SAS Studio Daten zu klassieren, öffnen wir **Tasks → Daten → Bereichsumkodierung** (◘ Abb. 3.16 und 3.17).

Unter **Daten → Rollen** wählen wir als **Umzukodierende Variable LDL_Cholesterin_mg_dl** aus, im Feld **Name der umkodierten Variable** tragen wir **LDL_Klassen** ein und setzten einen Haken bei **In Eingabedatei schreiben,** da die neue Variable in unserem Datensatz enthalten sein soll. Da wir die LDL-Klassenzugehörigkeit als numerischen Wert im Datensatz speichern möchten, wählen wir unter **Werte** die Option **In numerische Variable umkodieren.** Jetzt können wir die einzelnen Klassen festlegen, indem wir jeweils die Unter- und Obergrenze eingeben. Dezimalzahlen müssen mit Komma eingegeben werden. Für jede Klasse benötigten wir eine eigene Zeile, zusätzliche Zeilen erhalten wir indem wir auf das Plus neben **Werte umkodieren** klicken. Wir haben auch die Möglichkeit, einen Wert für Daten außerhalb unserer Klassierung (z. B. 99) anzugeben, indem wir unter **Werte** einen Haken bei **Wert für Daten außerhalb des Bereichs** setzten und dann den entsprechenden Wert angeben.

Durch einen Klick auf **„Ausführen"** wird der Code ausgeführt und die neue, klassierte Variable im Datensatz hinten angefügt. Unter **Tasks → Daten → Listenbericht → Rollen** kann die neue Variable ausgewählt und durch einen Klick auf **„Ausführen"** ausgegeben werden.

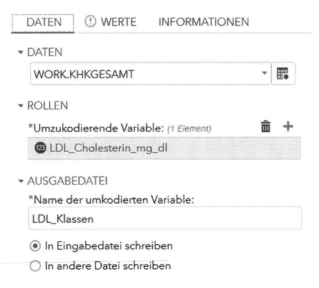

◘ Abb. 3.16 Daten klassieren 1

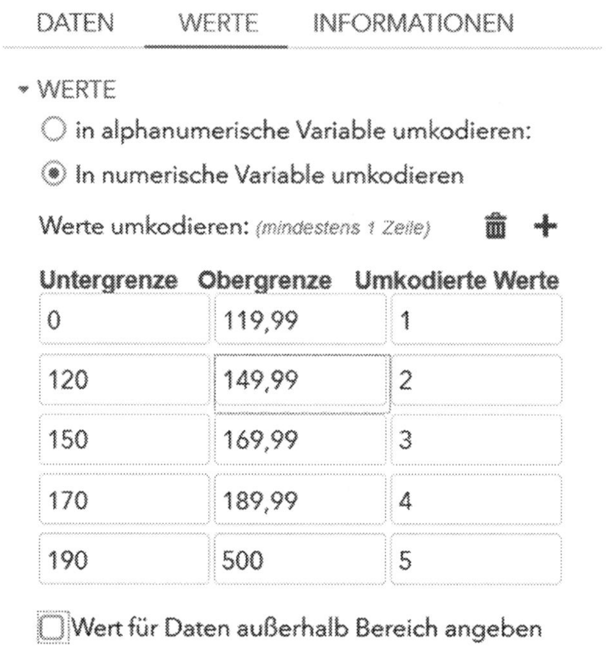

3

DATEN   WERTE   INFORMATIONEN

▾ WERTE

    ◯ in alphanumerische Variable umkodieren:

    ◉ In numerische Variable umkodieren

Werte umkodieren: *(mindestens 1 Zeile)*   🗑   ✚

Untergrenze	Obergrenze	Umkodierte Werte
0	119,99	1
120	149,99	2
150	169,99	3
170	189,99	4
190	500	5

☐ Wert für Daten außerhalb Bereich angeben

◘ **Abb. 3.17**   Daten klassieren 2

Hinweis

Bei der Einteilung von Klassen in SAS Studio darf es keine Überschneidungen der Ober- und Untergrenzen geben, da beide Grenzen mit eingeschlossen sind. Hier hilft es nur sehr präzise Grenzen zu setzen, z. B. 0 bis 119,9999999 (in unserem Beispiel dagegen kann auf sehr präzise Grenzen verzichtet werden, da die LDL-Cholesterinwerte mit ganzen Zahlen angegeben sind). Die Klasseneinteilung sollte immer stichprobenartig überprüft werden.

3.6 Variablen löschen

Eine oder mehrere Variablen können gelöscht werden, wenn sie für die weitere Auswertung der Daten nicht mehr benötigt werden. Dies könnte z. B. der Fall sein, wenn
nur Zwischenberechnungen in dieser Variablen gespeichert sind oder wenn in großen
Studienprojekten Auswertungen über nur einige wenige Variablen durchgeführt werden
sollen und nicht der komplette Datensatz im Arbeitsspeicher gehalten werden soll. In
► Abschn. 3.6.1 wird aufgezeigt, wie Variablen mit Hilfe von Excel und in ► Abschn. 3.6.2
mit SAS Studio gelöscht werden.

3.6.1 Variablen löschen mit Excel

Durch Markierung der entsprechenden Spalte mittels Klicken auf den Buchstaben und der anschließenden Auswahl **Start → Löschen** (Excel 2016) wird die entsprechende Variable aus dem Datensatz gelöscht.

3.6.2 Variablen löschen mit SAS Studio

Um Variablen in SAS Studio zu löschen, benötigen wir den Befehl **DROP** in unserem Grundgerüst aus ▶ Abschn. 3.1. Hinter diesen Befehl schreiben wir alle Variablen, die wir aus dem Datensatz löschen wollen, in unserem Fall die in ▶ Abschn. 3.4.2 erstellten Beispielvariablen **Bsp1** und **Bsp2**:

Unter **Ausgabedaten** erscheint unser Datensatz und wir sehen, dass dieser nur noch 21 Variablen/Spalten statt 23 (s. ▶ Abschn. 3.4.2) enthält. Die Variablen Bsp1 und Bsp2 wurden gelöscht (◘ Abb. 3.18 und 3.19).

```
1  DATA KHK;
2      SET WORK.KHK;
3          /* Variablen löschen mit SAS Studio */
4          DROP Bsp1 Bsp2;
5  RUN;
6
```

◘ **Abb. 3.18** Variablen löschen 1

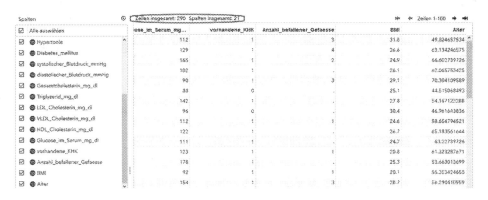

◘ **Abb. 3.19** Variablen löschen 2

3

3.7 Beobachtungen einfügen und löschen

In Excel wird eine Beobachtung (Zeile) markiert, in dem man den Mauszeiger auf die Zahl der betreffenden Zeile setzt (◘ Abb. 3.20).

Will man eine Beobachtung hinzufügen, wählt man wie beim Hinzufügen einer Variablen **Start → Einfügen** (Excel 2016). Die Zeile wird dann vor der markierten Beobachtung eingefügt. Entsprechend wird durch die Auswahl des Menüs **Start → Löschen** (Excel 2016) die markierte Zeile gelöscht. Das Hinzufügen und Löschen einer Zeile lässt sich auch mit der rechten Maustaste durchführen.

3.8 Datensätze sortieren

Die Datensätze können in SAS Studio nach Variablenwerten in auf- oder absteigender Reihenfolge sortiert werden. Die Sortierung ist z. B. interessant, wenn die Beobachtungen in der Datei nach Alter oder LDL-Cholesterin sortiert werden sollen.

In unserem Beispiel soll die Datei nach dem **Geburtsdatum** absteigend, also nach dem Alter aufsteigend sortiert werden. Dazu wählen wir **Tasks → Daten → Daten Sortieren** und wählen die Variable **Geburtsdatum** aus. Da wir die Variable im Datensatz sortieren wollen, müssen wir noch unter **Optionen** bei dem Punkt **Ergebnisse → In Place-Sortierung** einen Haken setzten. Falls man einen neuen, sortierten Datensatz erstellen möchte, lässt man diesen Haken weg und gibt unter **Ergebnisse → Ausgabedatei** den Namen des neuen Datensatzes an. Unter **Optionen** kann man ebenfalls festlegen, ob aufsteigend oder absteigend sortiert werden soll (◘ Abb. 3.21 und 3.22).

Durch einen Klick auf „**Ausführen**" wird der Code ausgeführt und die gesamte Datei nach der ausgewählten Variablen sortiert. Beim erneuten Öffnen der Datei ist diese nach dem Geburtsdatum sortiert.

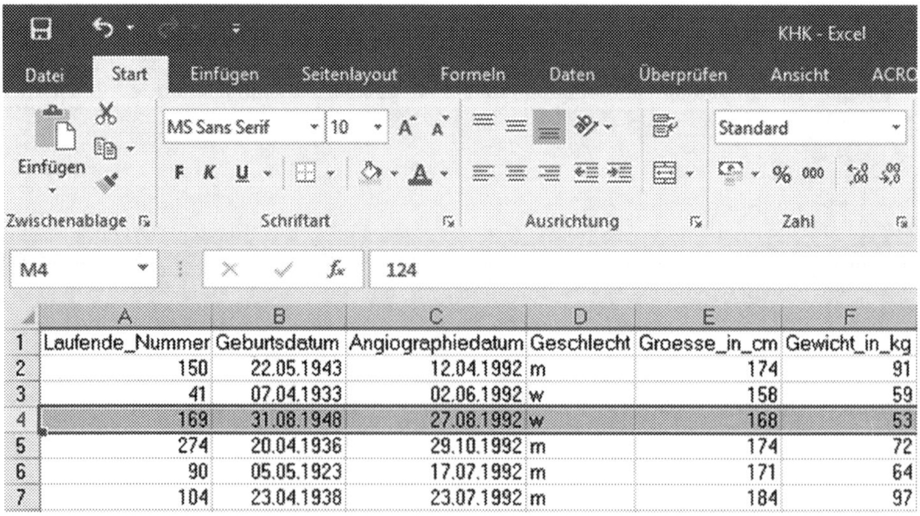

◘ Abb. 3.20 Beobachtungen einfügen und löschen

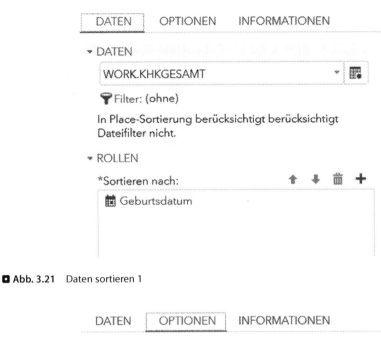

DATEN OPTIONEN INFORMATIONEN

▾ DATEN

WORK.KHKGESAMT

Filter: (ohne)

In Place-Sortierung berücksichtigt berücksichtigt
Dateifilter nicht.

▾ ROLLEN

*Sortieren nach:

Geburtsdatum

□ Abb. 3.21 Daten sortieren 1

DATEN OPTIONEN INFORMATIONEN

▾ AUSGABEREIHENFOLGE

Sortierreihenfolge:

Absteigend

Ursprüngliche Reihenfolge innerhalb Gruppen
beibehalten:

Ja

▾ ERGEBNISSE

☑ In Place-Sortierung

In Place-Sortierung berücksichtigt die Liste
'Auszulassende Spalten' nicht und behält alle
doppelten Datensätze

□ Abb. 3.22 Daten sortieren 2

3.9 Dateien zusammenfügen

In größeren Auswertungssituationen stehen die Daten oft nicht nur in einer Datei. So kommen die Daten aus verschiedenen Quellen oder es ist sinnvoll, zusammengehörende Daten in separaten Dateien zu halten. Für eine gemeinsame Auswertung von Variablen aus verschiedenen Dateien ist es jedoch nötig, diese zu einer Datei zusammenzufügen. Beispielhaft wird zur bisher benutzten Datei **KHK** eine zweite Datei, die im Anhang beschrieben ist, hinzugefügt. In dieser Datei **MI** ist für einige Patienten ein Datum dokumentiert, an dem ein Myokardinfarkt (MI) auftrat. Für eine genaue Zusammenführung der Daten eines Patienten ist es notwendig, dass die Patienten eindeutig identifiziert sind

3

und diese Identifikation in beiden Dateien vorhanden ist. Hier gibt es in beiden Dateien jeweils die Patientennummer **(Laufende_Nummer)**, anhand der die Dateien zusammengeführt werden sollen. In ▸ Abschn. 3.9.1 wird dargestellt, wie Dateien mit Hilfe von Excel zusammengefügt werden, und in ▸ Abschn. 3.9.2 mit SAS Studio.

3.9.1 Dateien zusammenfügen mit Excel

In Excel können zwei Dateien mit der Funktion **SVERWEIS** verknüpft werden. Dafür sollte man beide Dateien geöffnet haben, wie in ▸ Abschn. 2.2 beschrieben. Im KHK Datensatz fügen wir zunächst eine Variable **Infarktdatum** hinzu.

Die Funktion **SVERWEIS** wird in der ersten Zeile der Variablen Infarktdatum eingetragen und sieht wie folgt aus (◘ Abb. 3.23):

SVERWEIS(Suchkriterium; Matrix; Spaltenindex; [Bereich_Verweis])

Das **Suchkriterium** ist in diesem Fall die Patientennummer **Laufende_Nummer,** deshalb wird an dieser Stelle **A2** eingetragen:

Mit **Matrix** ist die Tabelle gemeint, die hinzugefügt werden soll. Im MI-Datensatz werden die beiden Spalten **Laufende_Nummer** und **Infarktdatum** markiert. Der markierte Bereich wird dann automatisch in die Formel eingefügt (◘ Abb. 3.24 und 3.25).

Der **Spaltenindex** ist der Wert der Spalte, aus der der übereinstimmende Wert geliefert werden soll. Hier wird eine **2** eingetippt, da das **Infarktdatum** in der Spalte **2** steht (◘ Abb. 3.26).

Bei **Bereich_Verweis** wird **FALSCH** eingetragen. Dadurch führt Excel eine exakte Überprüfung durch. Wenn kein Myokardinfarkt auftrat, wird der entsprechende Wert nicht gefunden und Excel liefert den Fehlerwert **#NV.**

So sollte die Funktion schließlich aussehen (◘ Abb. 3.27 und 3.28):

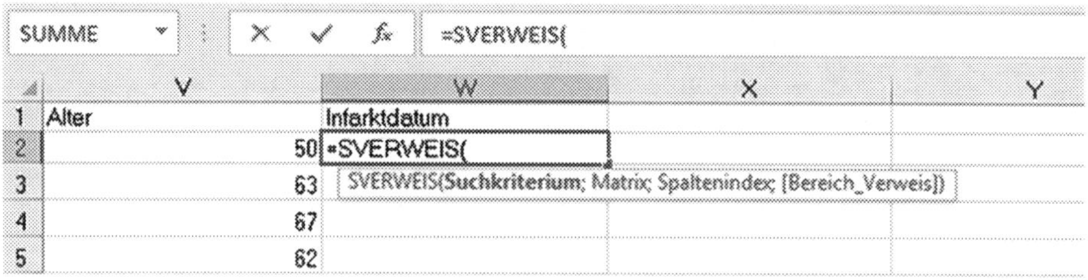

◘ **Abb. 3.23** Dateien zusammenfügen 1

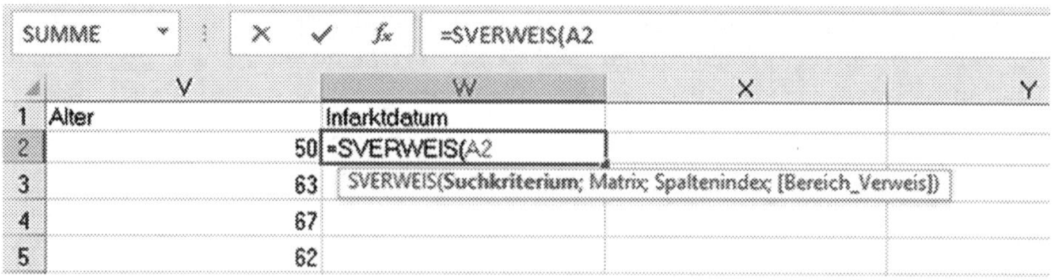

◘ **Abb. 3.24** Dateien zusammenfügen 2

| SUMME | ▾ | ⋮ | × | ✓ | *fx* | =SVERWEIS(A2;[MI.xlsx]MI!$A$1:$B$154 |

◢	A	B	C	D	E
1	Laufende_Nummer	Infarktdatum			
2	265	27.10.1992			
3	262	03.11.1992			
4	31	07.07.1992			

☐ **Abb. 3.25** Dateien zusammenfügen 3

| W2 | ▾ | ⋮ | × | ✓ | *fx* | =SVERWEIS(A2;[MI.xlsx]MI!$A$1:$B$154;2 |

◢	V	W	X	Y
1	Alter	Infarktdatum		
2	50	=SVERWEIS(A2;[MI.xlsx]MI!$A$1:$B$154;2		
3	63	SVERWEIS(Suchkriterium; Matrix; **Spaltenindex**; [Bereich_Verweis])		
4	67			
5	62			

☐ **Abb. 3.26** Dateien zusammenfügen 4

| W2 | ▾ | ⋮ | × | ✓ | *fx* | =SVERWEIS(A2;[MI.xlsx]MI!$A$1:$B$154;2;FALSCH) |

◢	V	W	X	Y
1	Alter	Infarktdatum		
2	50	=SVERWEIS(A2;[MI.xlsx]MI!$A$1:$B$154;2;FALSCH)		
3	63			
4	67			
5	62			

☐ **Abb. 3.27** Dateien zusammenfügen 5

W
Infarktdatum
19.07.1993

☐ **Abb. 3.28** Dateien zusammenfügen 6

Mit der Enter-Taste wird die Funktion bestätigt. Nun soll der Wert noch in ein Datumsformat umgewandelt werden (▶ Abschn. 3.3).

Zum Schluss wird die Funktion, wie in ▶ Abschn. 3.4.1 beschrieben, für die gesamte Spalte wirksam gemacht. Bei den Patienten, die keinen Myokardinfarkt hatten, steht nun der Fehlerwert **#NV**. Dies wird entfernt, indem man die Funktion **SVERWEIS** folgendermaßen erweitert (☐ Abb. 3.29):

=WENNFEHLER(SVERWEIS(A2;[MI.xlsx]MI!$A:$B;2;FALSCH);"")

3

SUMME	▾	:	✕	✓	*fx*	=WENNFEHLER(SVERWEIS(A2;[MI.xlsx]MI!$A:$B;2;FALSCH);"")

◢	V	W	X	Y
1	Alter	Infarktdatum		
2		50 =WENNFEHLER(SVERWEIS(A2;[MI.xlsx]MI!$A:$B;2;FALSCH);"")		
3		63	07.02.1993	
4		67	07.05.1997	
5		62	30.12.1995	

◘ **Abb. 3.29**   Dateien zusammenfügen 7

Wir bestätigen die Eingabe mit der Enter-Taste und machen die Formel wieder für die gesamte Spalte wirksam.

Die veränderte Datei muss gespeichert und wieder an SAS Studio übertragen werden.

Hinweis

Möchte man weitere Variablen in die folgenden Spalten übertragen, benutzt man diese Formel:

=SVERWEIS($A2;[MI.xlsx]MI!$A$1:B$154;**SPALTE(B2)**;FALSCH)

Diese abgeänderte Formel kann nach rechts und jeweils nach unten gezogen werden (s. ► Abschn. 3.4.1).
SPALTE(B2) liefert hier den Wert 2, da der Bezug hier auf die zweite Spalte hergestellt wird, SPALTE(C2) entsprechend den Wert 3 für die dritte Spalte usw.

3.9.2 **Dateien zusammenfügen mit SAS Studio**

Um die Dateien **KHK** und **MI** in SAS Studio zusammenzufügen, müssen die zwei Datensätze zuerst in SAS Studio hochgeladen und eingelesen werden (s. ► Abschn. 2.3). Danach schreiben wir wieder ein kleines Programm, welches sich ein wenig von den vorherigen unterscheidet (◘ Abb. 3.30):

Hinter dem Befehl **MERGE** stehen die Datensätze **KHK** und **MI,** die zu dem neuen Datensatz **KHK_NEU** (Zeile 3) zusammengefügt werden sollen. Über **BY Laufende_Nummer** werden die beiden Datensätze anhand der Variable Laufende_Nummer zusammengeführt, bei Nummern für die kein Infarktdatum-Datum hinterlegt ist, wird die Variable Infarktdatum auf „." (Fehlender Wert) gesetzt. Damit dieser Prozess funktioniert, müssen die beiden Datensätze KHK und MI vorher nach der Variable **Laufende_Nummer** aufsteigend sortiert werden (s. ► Abschn. 3.8). Der neue Datensatz **KHK_NEU** erscheint unter **Bibliotheken → Eigene Bibliotheken → Work** und steht für weitere Auswertungen zur Verfügung.

CODE   LOG   ERGEBNISSE

```
1  /* Dateien zusammenfügen mit SAS Studio */
2  /* vorher beide Datensätze nach Laufende_Nummer aufsteigend sortieren */
3  DATA KHK_NEU;
4      MERGE KHK MI;
5      BY Laufende_Nummer;
6  RUN;
7
```

Abb. 3.30   SAS-Dateien zusammenfügen

3.10 Teilmenge eines Datensatzes

Viele Auswertungen werden nicht mit allen Beobachtungen durchgeführt. Häufig sind Untergruppenanalysen notwendig, um die „richtigen" Ergebnisse zu erhalten. Gezielte Analysen von definierten Gruppen werden oft benötigt, wenn die zu untersuchende Krankheit in den Untergruppen unterschiedlich abläuft. Dies ist z. B. bei Herz-Kreislauferkrankungen bzgl. des Geschlechts der Fall. In ▶ Abschn. 3.10.1 wird aufgezeigt, wie Teilmengen eines Datensatzes mit Hilfe von Excel und in ▶ Abschn. 3.10.2 in SAS Studio erstellt werden.

3.10.1 Teilmenge eines Datensatzes mit Excel

In Excel ist es möglich, Teilmengen mithilfe eines Filters zu erstellen. Zur Verdeutlichung wollen wir den Datensatz auf alle männlichen Personen reduzieren. Hierzu wählt man im Excel-Menü **Start** → **Sortieren und Filtern** → **Filtern** (Excel 2016) (**Abb. 3.31**).

Durch einen Klick auf den Pfeil bei der Spalte Geschlecht öffnet sich folgendes Menü (oberes Bild), wir entfernen nun den Haken bei „w" und klicken auf **OK.** Der Datensatz ist nun auf männliche Personen gefiltert und kann unter einem neuen Excel-Datensatz gespeichert (s. Abschn. 2.1) oder direkt an SAS Studio als neue Datei übertragen werden (s. Abschn. 2.3) (**Abb. 3.32 und 3.33**).

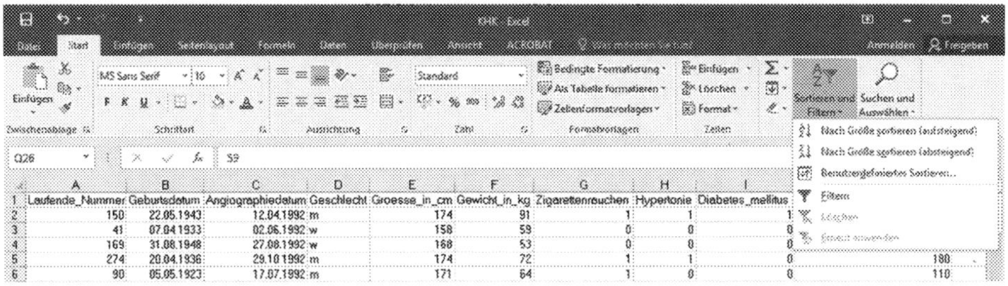

Abb. 3.31   Teilmenge 1

3

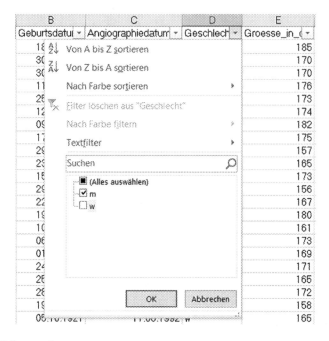

❏ **Abb. 3.32**   Teilmenge 2

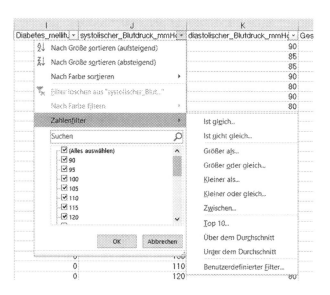

❏ **Abb. 3.33**   Teilmenge 3

Möchte man weitere Daten filtern, klickt man den Pfeil unter der gewünschten Variablen an und wählt **Textfilter** bzw. **Zahlenfilter → Benutzerdefinierter Filter** (unteres Bild). Hier öffnet sich folgendes Fenster (❏ Abb. 3.34):

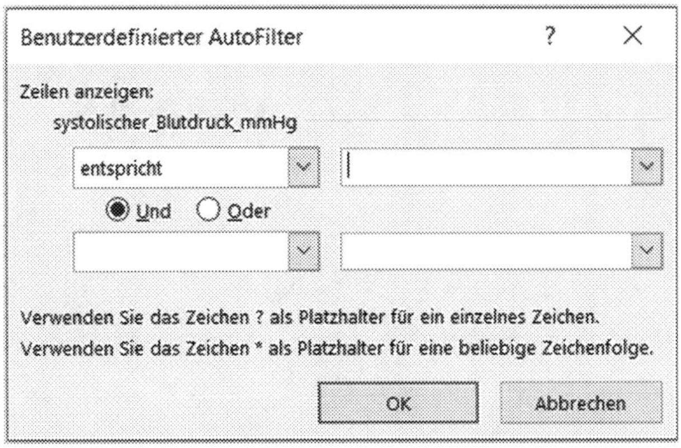

■ Abb. 3.34 Teilmenge 4

Im obigen Fenster kann man folgende Filtermöglichkeiten auswählen:

entspricht	entspricht nicht	ist größer als	ist größer oder gleich
ist kleiner als	ist kleiner oder gleich	beginnt mit	beginnt nicht mit
endet mit	endet nicht mit	enthält	enthält nicht

Möchte man die Filterungen in Excel wieder aufheben, wählt man **Start → Sortieren und Filtern → Löschen** (Excel 2016).

3.10.2 Teilmenge eines Datensatzes mit SAS Studio

Um den Datensatz in SAS Studio auf eine Untergruppe zu reduzieren, wählt man **Tasks → Daten → Daten filtern**. Es öffnet sich das in der nächsten Abbildung dargestellte Menü, in dem man die Bedingungen für die Untergruppe definieren kann.

Als Beispiel soll hier die Datei auf Frauen eingeschränkt werden. Wir lassen die Option **Alle Variablen** bei Daten **Ausgabedatei → Einzubeziehende Variablen** ausgewählt. Unter **Filter 1** wählen wir bei **Variable 1 Geschlecht**, bei **Vergleich** die Option **Gleich** und geben bei **Wert w** ein. Als Name für die neu zu erstellende Datei geben wir **KHK_Frauen** bei **Ausgabedatei → Dateiname** ein.

Zusätzlich können wir mit den Optionen **AND** und **OR** unter **Logisch** einen weiteren Filter mit dem schon vorhandenen Filter verknüpfen, z. B. selektiert die Anweisung Geschlecht = w(Filter 1) AND Alter > 60 (Filter 2), alle weiblichen, über 60-jährigen Patienten (■ Abb. 3.35).

Um die neue Datei anzusehen, setzen wir einen Haken bei **Ausgabedatei → Ausgabedaten anzeigen** und wählen die Option **Alle Ausgabedaten anzeigen**. Unter **Ergebnisse** erscheint eine Tabelle mit den gefilterten Daten.

Die neue Datei **KHK_Frauen** erscheint ebenfalls unter **Bibliotheken → Eigene Bibliotheken → Work**.

3

◘ Abb. 3.35   Teilmenge SAS

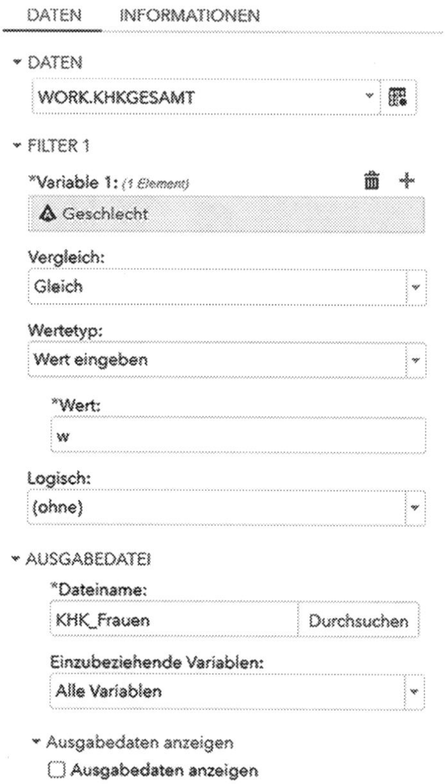

DATEN   INFORMATIONEN

▾ DATEN

WORK.KHKGESAMT   ▾ ▦

▾ FILTER 1

*Variable 1: *(1 Element)*   🗑 ✛

△ Geschlecht

Vergleich:

Gleich   ▾

Wertetyp:

Wert eingeben   ▾

*Wert:

w

Logisch:

(ohne)   ▾

▾ AUSGABEDATEI

*Dateiname:

KHK_Frauen   Durchsuchen

Einzubeziehende Variablen:

Alle Variablen   ▾

▾ Ausgabedaten anzeigen

☐ Ausgabedaten anzeigen

Vorbemerkungen und Informationen zur statistischen Analyse medizinischer Daten

© Springer-Verlag GmbH Deutschland, ein Teil von Springer Nature 2019
G. Büchele, M. Rehm, R. Muche, *Medizinische Statistik mit SAS Studio unter SODA*,
https://doi.org/10.1007/978-3-662-59283-0_4

In den folgenden ▶ Kap. 5 bis 11 werden Auswertungsmöglichkeiten, die mit SAS Studio ausgeführt werden können, beschrieben. Wir beschränken uns hierbei auf wichtige, in SAS Studio realisierte Analysen. Ausführliche statistische Hintergründe möchten wir im Rahmen dieses Buches nicht darstellen. Dazu verweisen wir auf die entsprechenden Literaturangaben im Anhang (Abschn. A.7), besonders empfehlen wir hierfür die Lehrbücher von Gaus/Muche und Weiß.

4

> ◉ **Grundsatz**
> **Die Kenntnis einer Statistik-Software nimmt Ihnen nicht die Kenntnis der zugrunde liegenden Statistik-Methodik ab!**

Im ▶ Kap. 5 werden die wichtigsten Menüs zur deskriptiven Statistik beschrieben. Zusammenhänge zwischen zwei Variablen werden mit Methoden der Korrelations- und Regressionsrechnung untersucht. Diese finden sich im ▶ Kap. 6. Die ▶ Kap. 7 bis 9 behandeln statistische Tests für verschiedene Situationen (unabhängige-, abhängige Beobachtungen, Einstichprobenverfahren). Im ▶ Kap. 9 werden Konfidenzintervalle für ausgewählte Lagemaße behandelt. ▶ Kap. 10 stellt schließlich grundlegende Auswertungsmöglichkeiten der Überlebenszeitanalyse dar. Beendet wird der Statistikteil mit einem Kapitel zur Versuchsplanung (▶ Kap. 11). Hier wird u. A. dargestellt, wie für den Vergleich von Mittelwerten bei normalverteilten Merkmalen die benötigte Fallzahl bestimmt werden kann.

In diesem Kapitel sollen nun Grundlagen der Statistik kurz angerissen werden, die zum Verständnis und zur Nutzung der ▶ Kap. 5 bis 11 benötigt werden. Die Auswahl geeigneter Auswertungsverfahren hängt z. B. vom Messniveau der Variablen ab.

Deshalb sind die meisten Auswertungskapitel jeweils in Auswertungen für qualitative bzw. diskrete Variablen sowie stetige Variablen unterteilt.

Im nächsten ▶ Abschn. 4.1 wird knapp beschrieben, wie diese Messniveaus definiert sind, damit Sie für Ihre Daten die geeigneten Methoden auswählen können. Anschließend werden im ▶ Abschn. 4.2 Aspekte zur deskriptiven Statistik, im ▶ Abschn. 4.3 zu statistischen Grafiken und im ▶ Abschn. 4.4 zur Korrelations- und Regressionsrechnung beschrieben. Die für die ▶ Kap. 7 bis 9 nötigen Grundlagen, was statistische Tests und (damit zusammenhängend) Konfidenzintervalle sind, stehen im ▶ Abschn. 4.5. Dabei wird unter anderem auch die Rolle der Normalverteilungsannahme beschrieben. Unterteilt sind die vorgestellten Verfahren danach, ob unabhängige oder abhängige Beobachtungen verglichen werden sollen. Diese Unterscheidungsmöglichkeit wird im ▶ Abschn. 4.6 genauer beschrieben. Im ▶ Abschn. 4.7 gibt es einige Anmerkungen zu exakten statistischen Verfahren, in ▶ Abschn. 4.8 zur Überlebenszeitanalyse und schließlich in ▶ Abschn. 4.9 zur Fallzahlplanung.

4.1 Skalenniveau der Variablen (qualitativ/diskret bzw. stetig)

Für die Beschreibung der Daten und die Auswahl geeigneter statistischer Methoden ist das Messniveau der Daten entscheidend. Grob unterschieden wird zwischen qualitativen und quantitativen Merkmalen, wobei quantitative Merkmale wiederum in diskrete und stetige Merkmale unterteilt werden können.

Qualitative Merkmale haben nur wenige, definierte Merkmalsausprägungen in Form von Namen. Im einfachsten Fall sind dies nur zwei Ausprägungen (z. B. gesund/krank, männlich/weiblich, ja/nein). Solche Merkmale nennt man **dichotom**. Bei mehr als zwei Merkmalsausprägungen bezeichnet man die Variable als **kategoriell**. Dabei kann man diese noch unterscheiden, ob die Ausprägungen ungeordnet nebeneinander stehen (**nominal**, z. B. Haarfarbe) oder ob eine Ordnung zwischen den Ausprägungen besteht (**ordinal**, z. B. Stadien einer Krebserkrankung). Sind die Daten ordinal skaliert, kann man diese Information bei der Auswertung häufig ausnutzen. Obwohl qualitativen Variablen Namen als Merkmalsausprägungen zugrunde liegen, verlangen viele Statistikprogramme die Kodierung der Ausprägung als Zahl (z. B. 1 = männlich, 2 = weiblich). Auch zur Erleichterung der Datenerfassung kann die kodierte Eingabe von qualitativen Merkmalen nur empfohlen werden.

Von den kodierten qualitativen Variablen sind die sogenannten quantitativen Merkmale abzugrenzen, deren Merkmalsausprägungen aus „echten" Zahlenwerten bestehen (z. B. Alter, Gewicht). Quantitative Merkmale werden als **diskrete Merkmale** bezeichnet, wenn zwischen den einzelnen Merkmalsausprägungen keine Zwischenwerte möglich sind. Typische diskrete Merkmale sind Variablen, die Anzahlen von Ereignissen oder Beobachtungen angeben, wie z. B. die Anzahl der befallenen Herzkranzgefäße (s. unser Beispiel in Abschn. A.2). Bei **stetigen Variablen** sind zwischen den gemessenen Werten – zumindest theoretisch – noch weitere Messwerte möglich. Typische stetige Variablen sind fast alle Laborparameter.

Mit dieser knappen Definition sollte es möglich sein, für die eigenen Daten das passende Auswertungsinstrumentarium in den ▶ Kap. 5 bis 11 zu finden. Dabei sind die Kapitel jeweils in Verfahren für qualitative/diskrete bzw. stetige Variablen unterteilt. Bis auf ganz wenige Ausnahmen reicht diese Unterscheidung für die Auswahl der geeigneten Auswertungsmethode aus.

❯ Achtung
SAS Studio hilft nicht bei der Unterscheidung Ihrer Variablen in diese beiden Gruppen. Sie müssen also bei der Auswahl des geeigneten Auswertungsverfahrens die Definition Ihrer Variablen und deren jeweilige Messniveaus selbst kennen.

4.2 Datenbeschreibung und statistische Kenngrößen

Mit den Methoden der deskriptiven Statistik versucht man, die Daten anhand von Grafiken und statistischen Maßzahlen zu beschreiben. Im Speziellen ermöglicht die deskriptive Statistik, wichtige Informationen aus der Fülle der Daten herauszufiltern. Es wird damit eine Datenreduktion auf das Wesentliche im Zusammenhang mit einer vorgegebenen Fragestellung angestrebt. Anstatt z. B. 20 numerische Werte aufzulisten, sollen wenige (vielleicht 2 oder 3) statistische Maßzahlen diese Daten beschreiben. Neben dieser Art der Beschreibung ist auch eine Visualisierung mittels Grafiken gut geeignet.

Die wichtigsten statistischen Maßzahlen sind einerseits Häufigkeiten (absolute und relative Häufigkeiten, Anteile oder Proportionen) für qualitative oder diskrete Merkmale sowie andererseits Lage- und Streumaße für stetige Merkmale. Häufig benutzt wird hier die Angabe von Mittelwert und Standardabweichung.

4

In der Medizinischen Statistik werden alternativ dazu immer häufiger Quantile angegeben. Quantile geben den Wert der sortierten Messwertreihe an, unter dem ein gewisser Prozentsatz der Messwerte liegt.

Das wichtigste Quantil ist das 50 %-Quantil (Median), welches den mittleren Wert in einer der Größe nach sortierten Wertereihe angibt, sodass 50 % der beobachteten Werte unter dem Median liegen, die anderen 50 % der Messwerte darüber. Zum Median wird häufig Minimum, Maximum sowie die Quartile Q1 (25 %-Quantil) und Q3 (75 %-Quantil) als Streubereich angegeben. Der Vorteil der Nutzung von Quantilen gegenüber Mittelwert und Standardabweichung liegt darin, dass diese als statistische Kenngrößen die Daten insofern besser beschreiben, da sie unabhängig sind von der Symmetrie der Verteilung der Messwerte und von möglichen Ausreißern (Robustheit).

4.3 Statistische Grafiken

Statistische Grafiken verwendet man oft für die übersichtliche Darstellung von Informationen aus der deskriptiven Statistik. Um deskriptive Auswertungen zu visualisieren benutzt man gern Histogramme, Balken- oder Kreisdiagramme und Box-Plots (s. ▶ Kap. 5). Dadurch erkennt man schnell die Verteilung der Daten bzw. die Verteilung von Häufigkeiten. Für Korrelationen werden Streudiagramme verwendet, aus diesen ist meist grafisch ersichtlich ob ein Zusammenhang bestehen könnte oder nicht (s. ▶ Abschn. 6.2). Sogenannte Kaplan-Meier-Kurven verwendet man bei der grafischen Veranschaulichung von Überlebenszeiten (s. ▶ Abschn. 10.2 und 10.3). Insgesamt gibt es viele Vorschläge für grafische Darstellungen, an dieser Stelle wollen wir auf das Lehrbuch über statistische Grafiken im Anhang Abschn. A.7 hinweisen.

4.4 Zusammenhangsauswertungen

Bei der Auswertung der Zusammenhänge von Variablen zeigen wir in diesem Buch einerseits den Fall des Zusammenhangs zwischen zwei Variablen (bivariate Analysen) und andererseits auch Analysen mit mehreren Einflussgrößen gleichzeitig (multivariat). Im Fall einer bivariaten Analyse qualitativer und diskreter Variablen bedeutet dies die Darstellung in zweidimensionalen Kreuztabellen mit absoluten und relativen Häufigkeiten. Statistische Tests, die prüfen, ob diese so beobachteten Zusammenhänge zufällig sind, werden in den Kapiteln zu den statistischen Tests (▶ Kap. 7 und 8) beschrieben. Soll die Abhängigkeit einer dichotomen Variablen von einer oder mehreren Einflussgrößen (diese Variablen können diskret oder stetig sein) beschrieben werden, kann dazu ein logistisches Regressionsmodell berechnet werden. Als Maß für den Einfluss wird das Odds Ratio ausgegeben, das eine Chancenerhöhung (bei Werten >1) oder eine Chancenreduktion (bei Werten <1) einer ersten Gruppe (exponierte Gruppe) gegenüber einer zweiten Gruppe (nicht-exponierte Vergleichsgruppe) ausdrückt.

Für stetige Variablen werden Methoden dargestellt, die die lineare Abhängigkeit zwischen zwei Variablen untersuchen. Dies wird einmal durch Berechnung eines Korrelationskoeffizienten sowie durch Beschreibung eines linearen, funktionellen Zusammenhangs durch eine lineare Regression durchgeführt. Im Vorfeld solcher Auswertungen sollten aber auf jeden Fall bivariate grafische Darstellungen, sogenannte Scatterplots, betrachtet werden.

4.5 Statistische Tests und Konfidenzintervalle

Neben den deskriptiven Auswertungsmethoden und den Zusammenhangsanalysen bilden die Methoden der statistischen Tests einen wichtigen Bereich in der Auswertung von Daten, speziell in der Medizinstatistik. Es stehen sehr viele statistische Tests für alle möglichen Fragestellungen zur Verfügung, z. B. für den Vergleich von Mittelwerten verschiedener Patientengruppen. Hier werden einige grundsätzliche Aspekte statistischer Tests beschrieben. Dies kann nur andeutungsweise geschehen. Einmal mehr muss auf die Statistiklehrbücher in den Literaturhinweisen (s. Abschn. A.7) verwiesen werden.

Statistische Tests: Grob gesprochen sind statistische Tests mathematische Verfahren, die Fragestellungen mit Methoden der Wahrscheinlichkeitsrechnung beantworten. Dazu muss eine Fragestellung zuerst in einem sogenannten **Hypothesenpaar** formalisiert werden. Einmal ist das die sogenannte **Nullhypothese** in der die Behauptung steht, die man ablehnen möchte, also z. B. dass zwischen zwei Gruppen kein Unterschied besteht. Dieser Nullhypothese wird die sogenannte **Alternativhypothese** gegenüber gestellt, die die Motivation der Untersuchung enthält und das Gegenteil der Nullhypothese ausdrückt. Für obiges Beispiel würde die Alternativhypothese lauten, dass ein Unterschied zwischen den Gruppen besteht. Die statistischen Tests verwenden zur Beurteilung der Hypothese eine **Testgröße,** die aufgrund der Daten eine Entscheidung zwischen den beiden Hypothesen ermöglicht. Diese Testgröße hat eine bekannte Verteilung (z. B. eine Normalverteilung) und so kann man ausrechnen, wie wahrscheinlich ein solcher Wert (oder ein noch extremeres Ereignis) ist, wenn die Nullhypothese gelten würde. Ist das Ergebnis sehr unwahrscheinlich, spricht man sich gegen die Nullhypothese aus, sie wird verworfen und die Alternativhypothese angenommen.

p-Wert: Diese berechnete Wahrscheinlichkeit ist die **Irrtumswahrscheinlichkeit (p-Wert),** sich gegen die Nullhypothese zu entscheiden, obwohl sie die wahre ist. Vorgeben muss man eine Grenze für diese Irrtumswahrscheinlichkeit, ab der man eine solche Entscheidung gegen die Nullhypothese akzeptiert. Diese Grenze heißt **Signifikanzniveau** und wird in der Medizinstatistik oft auf 5 % festgesetzt.

Liegt die errechnete Irrtumswahrscheinlichkeit unter dieser vorgegebenen Grenze, wird die Nullhypothese abgelehnt und die Alternativhypothese angenommen. Man spricht von einem signifikanten Testergebnis. Dagegen kann bei einem nicht signifikanten Test (p-Wert größer als das Signifikanzniveau) die Nullhypothese nicht verworfen werden.

Konfidenzintervall: In SAS Studio werden zu statistischen Auswertungen oft **Konfidenzintervalle** um statistische Kenngrößen mit ausgegeben. Dabei wird davon ausgegangen, dass die aus den Daten berechnete Größe eine Schätzung aus der zugrunde liegenden Grundgesamtheit ist. Dazu muss die Stichprobe (Studienpopulation) repräsentativ sein. Aus den Daten lässt sich dann um den berechneten Schätzer ein Intervall angeben, in dem der wahre, natürlich unbekannte Wert der Grundgesamtheit mit einer bestimmten, vorgegebenen Wahrscheinlichkeit liegt. Häufig wird für diese Wahrscheinlichkeit in der Medizin der Wert von 95 % gewählt. So lässt sich aus der Stichprobe nicht nur die statistische Kenngröße (z. B. der Mittelwert) schätzen, sondern auch ein Bereich um diese geschätzten Größen angeben, in dem der wahre, unbekannte Wert mit hoher Wahrscheinlichkeit liegt.

Normalverteilung: Eine wesentliche Rolle bei der Auswahl der Verfahren kommt der Information zu, ob die auszuwertenden Variablen normalverteilt sind. Sollten die Variablen bekannterweise normalverteilt sein oder gibt es genügend Hinweise dafür,

4

dass die Verteilung normalverteilt ist, dann sind Mittelwert und Standardabweichung geeignete statistische Kenngrößen für die Beschreibung der Daten. Dementsprechend sollten Tests zur Untersuchung von Mittelwertunterschieden ausgewählt werden.

Eine Prüfung auf Normalverteilung sollte nicht unbedingt mit statistischen Tests selbst erfolgen (den sogenannten Anpassungstests). Wir empfehlen, in der Literatur nach Hinweisen auf Normalverteilung des untersuchten Merkmals zu suchen sowie eine deskriptive Analyse durchzuführen. Speziell aus der Form des Histogramms lässt sich gut ablesen, ob die Variable zumindest eingipflig und symmetrisch ist, das sind zwei wichtige Eigenschaften der Normalverteilung. Für eine solche Überprüfung ist aber eine gewisse Fallzahl notwendig.

Bei Zweifeln oder bei kleinen Fallzahlen geht man besser auf Nummer sicher und wertet mit Methoden aus, die keine Normalverteilung voraussetzen.

Sollte die Voraussetzung der Normalverteilung nicht gegeben oder nicht nachprüfbar sein, kann man sogenannte nichtparametrische Verfahren nutzen. Ein Vorteil dieser Verfahren liegt in geringeren Voraussetzungen an die Daten. Zum einen müssen die Daten nicht normalverteilt sein, zum anderen sind auch die Anforderungen an das Skalenniveau nicht so hoch.

Es reicht schon aus, dass die Daten ordinal skaliert sind. Sollten Methoden, die eine Normalverteilung benötigen, genutzt werden, obwohl die Verteilungsannahme nicht passt, so sind die Resultate der Tests nicht mehr zuverlässig. Andersherum verliert man nicht viel an Aussagekraft, wenn auch bei normalverteilten Daten diese nichtparametrischen Methoden genutzt würden.

Die bedeutendsten nichtparametrischen Tests sind die sogenannten Rangtests. Dabei werden nur die Ränge der Messwerte, nicht aber die Messwerte selbst verwendet. Die Ränge werden so vergeben, dass in der der Größe nach sortierten Datenreihe der kleinste Wert den Rang 1 bekommt, der zweit kleinste den Rang 2 usw. bis hin zum größten Messwert. Unter den Zwischenüberschriften „Nicht-normalverteilte Variablen" finden sich entsprechende statistische Tests.

4.6 Unabhängige/abhängige Beobachtungen, Einstichprobenverfahren

Eine weitere Unterteilung der oben genannten statistischen Verfahren unterliegt der Frage, ob die Daten unabhängiger Gruppen (=Parallelgruppen z. B. Therapievergleich) von Beobachtungseinheiten (entspricht in der Medizinstatistik meist Patienten) oder die Daten von ein- und demselben Patienten zu unterschiedlichen Zeitpunkten bzw. an verschiedenen Lokalisationen (abhängige Daten z. B. Vergleich Körpergewicht vor und nach einer Diät bei Patienten) ausgewertet werden sollen.

Die Kapitel über statistische Tests werden danach unterteilt, ob Methoden für den Vergleich unabhängiger Daten (▶ Kap. 7) oder Methoden für abhängige Daten (▶ Kap. 8) beschrieben werden. Soll eine Stichprobe von Daten mit festen, bekannten Werten (z. B. aus der Literatur) verglichen werden, handelt es sich um Einstichprobentests. Diese werden in ▶ Kap. 9 vorgestellt.

4.7 Exakte Auswertungsverfahren

Nun noch einige Anmerkungen zu den vorhandenen Testverfahren: Gerade in der Medizinstatistik ist die Fallzahl oft begrenzt, d. h. die statistischen Verfahren sollen auch für relativ kleine Fallzahlen geeignet sein. Für die Auswertung kleiner Fallzahlen gibt es spezielle Methoden – die sogenannten exakten Testverfahren. Auf der SAS Studio-Oberfläche stehen nur zwei exakte Verfahren zur Verfügung:

Der exakte Fisher-Test für die Untersuchung des Zusammenhangs qualitativer bzw. diskreter Variablen bei unabhängigen Beobachtungen (s. ▶ Abschn. 7.1.2) und der exakte Wilcoxon-Test für unabhängige Beobachtungen (s. ▶ Abschn. 7.2.2).

⚠ **Vorsicht**

Die Ergebnisse der nicht exakten (asymptotischen) statistischen Tests sind bei kleinen Fallzahlen vorsichtig zu interpretieren. Die verwendeten Teststatistiken sind näherungsweise (asymptotisch) normalverteilt, auch die Rangtests. Bei kleinen Fallzahlen ist diese Asymptotik oft nicht erreicht, d. h., dass der berechnete p-Wert nicht genau zutrifft. Alternativ sind, wenn möglich, exakte Verfahren zu benutzen.

4.8 Überlebenszeitanalysen

In der medizinischen Statistik gibt es häufig Messwerte, die die Zeit ermitteln, bis ein bestimmtes Ereignis eintritt. Ein wichtiges Beispiel, das der Auswertungsmethode ihren Namen gab, ist die Zeitspanne zwischen Therapiebeginn und Tod. Aber auch jedes andere Ereignis, z. B. die Dauer bis zur Heilung oder die Zeit bis zur Remission einer Tumorerkrankung, können so ausgewertet werden. Geschätzt werden soll die Wahrscheinlichkeit, dass zu einem bestimmten Zeitpunkt das Ereignis noch nicht eingetreten ist. Problematisch ist dabei, dass das Ereignis nicht immer beobachtet werden kann. So kann in der Studienlaufzeit das Ereignis nicht eintreten, da der Patient lange überlebt, erst kurz in der Studie weilt oder vorzeitig ausgeschieden ist, z. B. durch Wohnsitzwechsel. Solche Beobachtungen werden Zensierungen genannt. Die Datenbasis für die Auswertung ist demnach die Information, ob eine Zensierung vorliegt, sowie die Zeitdauer entweder bis zum Ereignis oder (bei Zensierung) bis zum Beobachtungsende.

Meist werden die Überlebenswahrscheinlichkeiten nach der Methode von Kaplan-Meier geschätzt und grafisch dargestellt. Für den Vergleich der Überlebenszeiten von unabhängigen Gruppen kann der Log-Rank-Test eingesetzt werden.

4.9 Fallzahlplanung

In der Phase der Versuchs- bzw. Studienplanung ist es notwendig, die Fallzahl für den Versuch festzulegen. Die Fallzahlberechnung hängt davon ab, welcher statistische Test zur Auswertung benutzt wird. Soll also die Hypothese z. B. mit dem t-Test für unabhängige Beobachtungen (s. ▶ Abschn. 7.2.1.1) beantwortet werden, so muss auch die Fallzahlkalkulation auf diesem Test beruhen. Es wird die Fallzahl so berechnet, dass ein vorgegebener Unterschied zwischen den Gruppen bei bestimmtem Signifikanzniveau und vorgegebener Power gerade signifikant wird. Die Power eines Tests ist dabei die

Wahrscheinlichkeit, die Nullhypothese abzulehnen, wenn die Alternativhypothese richtig ist (s. ► Abschn. 4.5).

Für die Berechnung der Fallzahl sind jeweils das Signifikanzniveau (meist 5 %), die Power des Tests (meist 80 oder 90 %), der zu entdeckende Unterschied sowie ein Schätzer für die Streuung der Daten (Standardabweichung) einzugeben. Die Fallzahl hängt von all diesen Größen ab. Diese Angaben sollten möglichst realistisch sein. Sie sollten z. B. aus Pilot- oder Vergleichsstudien entnommen werden. Wird die Fallzahl zu niedrig geschätzt, könnte ein tatsächlich existierender Unterschied mit dem Test nicht mehr nachgewiesen werden. Wie die Fallzahl von den oben genannten Parametern abhängt, kann durch Variation der Eingabe untersucht werden. Genaueres dazu in ► Kap. 11.

Deskriptive Statistik

© Springer-Verlag GmbH Deutschland, ein Teil von Springer Nature 2019
G. Büchele, M. Rehm, R. Muche, *Medizinische Statistik mit SAS Studio unter SODA*,
https://doi.org/10.1007/978-3-662-59283-0_5

Mit den Methoden der deskriptiven Statistik wird versucht, die Daten anhand von Grafiken und statistischen Maßzahlen zu beschreiben. Die deskriptive Statistik ermöglicht es, wichtige Informationen aus der Fülle der Daten herauszufiltern. In diesem Abschnitt werden die Möglichkeiten, die SAS Studio dazu bereitstellt, beschrieben. Bei den Auswertungen unterscheidet man zwischen Methoden für qualitativ/diskrete und stetige Variablen (s. ▶ Abschn. 4.1). Zuerst werden in ▶ Abschn. 5.1 Methoden der deskriptiven Statistik für qualitative bzw. diskrete Merkmale vorgestellt. In ▶ Abschn. 5.2 finden sich dann die Methoden für stetige Merkmale. Wie man stetige Merkmale gruppenspezifisch auswertet, zeigt dann der ▶ Abschn. 5.3.

5.1 Auswertung qualitativer bzw. diskreter Variablen

Qualitative und diskrete Merkmale haben oft nur wenige, definierte Merkmalsausprägungen. Deshalb ist es oft sinnvoll, die Häufigkeiten der verschiedenen Ausprägungen darzustellen. Dies kann tabellarisch oder grafisch, z. B. in Form von Balkendiagrammen erfolgen. Die folgenden Ausführungen zeigen, wie diese Auswertungen in SAS Studio anzufordern sind.

Eine Häufigkeitsauszählung der verschiedenen qualitativen bzw. diskreten Merkmale erhält man durch Auswahl der Menüpunkte **Tasks → Statistiken → Einfache Häufigkeiten.** Es erscheint die folgende Abbildung (**□** Abb. 5.1). Die gewünschte Variable, **LDL_Klassen,** wird durch das „Plus" ausgewählt. Durch drücken von **OK** wird ein Standardcode generiert (**□** Abb. 5.2).

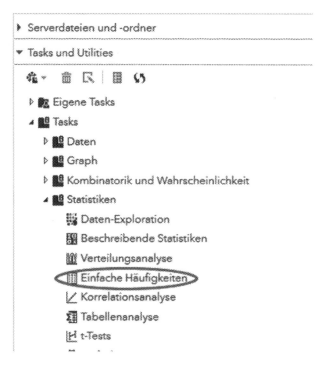

□ Abb. 5.1 Auswahl Task

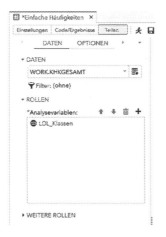

◘ Abb. 5.2 Auswahl Variablen

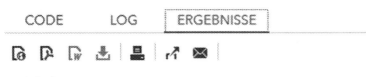

◘ Abb. 5.3 Häufigkeitstabelle

LDL_Klassen	Häufigkeit	Prozent	Kumuliert Häufigkeit	Kumuliert Prozent
1	28	9.62	28	9.62
2	66	22.68	94	32.30
3	60	20.62	154	52.92
4	51	17.53	205	70.45
5	86	29.55	291	100.00

Das Ergebnis der Auswertung erscheint durch Ausführen des Codes. Man erhält die absoluten und relativen Häufigkeiten für jede Klasse, sowie die kumulierte absolute und relative Häufigkeit (◘ Abb. 5.3).

Wenn unter **Optionen** → **Plots** kein Haken bei **Plots unterdrücken** gesetzt ist, werden zusätzlich zur Häufigkeitstabelle noch Balkendiagramme der Verteilung von **LDL_Klassen** angezeigt (◘ Abb. 5.4 und 5.5).

5.2 Auswertung stetiger Variablen

In diesem Kapitel sollen nun die deskriptiven Auswertungsmöglichkeiten für stetige Variablen dargestellt werden. Durch die Auswahl **Tasks** → **Statistiken** → **Beschreibende Statistiken** erscheint wieder ein Fenster, in dem man die stetige

5

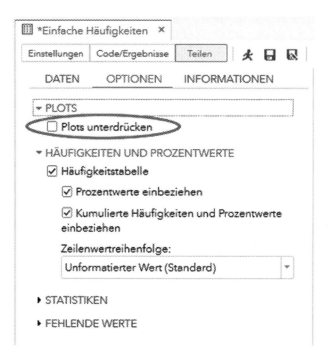

● **Abb. 5.4**   Task-Optionen

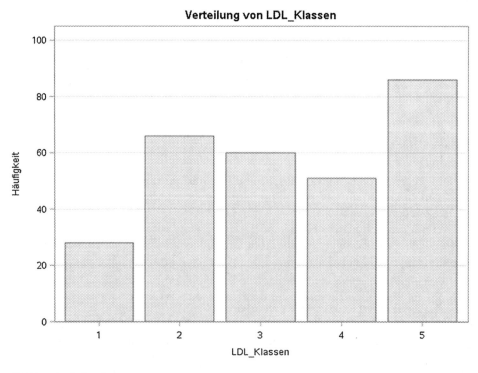

● **Abb. 5.5**   Balkendiagramm

Variable, welche ausgewertet werden soll, auswählen kann. Im Beispiel benutzen wir **LDL_Cholesterin_mg_dl.**

Führen wir den generierten Code aus, erhalten wir die folgende Tabelle mit **Mittelwert,** Standardabweichung **(Std.abw.), Minimum, Maximum** und Fallzahl **(N)** (◖ Abb. 5.6 und 5.7).

Der Mittelwert beträgt hier also 171,3 mg/dl, die Standardabweichung 42,04 mg/dl Cholesterin und die Fallzahl ist 291.

Unter **Optionen** kann durch Haken ausgewählt werden, welche statistischen Kenngrößen berechnet und in der Tabelle aufgeführt werden sollen. Das Beispiel zeigt die Voreinstellungen (◖ Abb. 5.8).

Des Weiteren empfiehlt es sich, eine einfache grafische Auswertung, wie das Histogramm, anzufordern. Das Histogramm ist ein Balkendiagramm, welches durch automatische Klassierung der stetigen Variablen erzeugt wird. Im Gegensatz zum Balkendiagramm sind im Histogramm die Balken aufeinanderfolgender Klassen ohne Leerraum zwischen ihnen angeordnet, um der Stetigkeit des klassierten Merkmals Rechnung zu tragen.

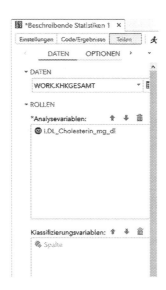

◖ **Abb. 5.6** Variablenauswahl

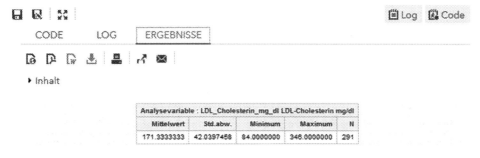

Analysevariable : LDL_Cholesterin_mg_dl LDL-Cholesterin mg/dl				
Mittelwert	Std.abw.	Minimum	Maximum	N
171.3333333	42.0397458	84.0000000	346.0000000	291

◖ **Abb. 5.7** Kenngrößen

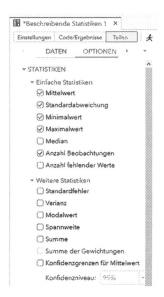

■ **Abb. 5.8**   Optionen

Ein Histogramm erhält man durch die Anforderung **Optionen → Plots → Histo-gramm**. Wahlweise kann man noch die **Normaldichtekurve**, die **Kerndichteschätzung** oder auch einen **Boxplot** hinzufügen. Im unteren Beispiel haben wir uns für ein Histogramm mit der Normaldichtekurve entschieden. Zu erkennen ist die eingipfelige Verteilung mit einer leichten Rechtsschiefe (■ Abb. 5.9).

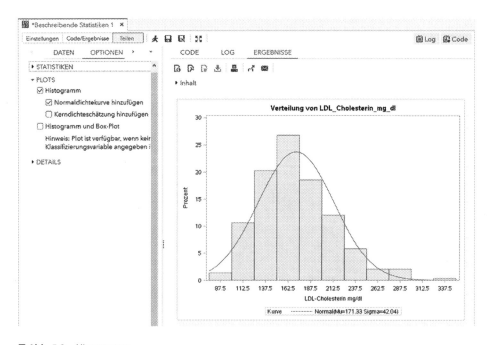

■ **Abb. 5.9**   Histogramm

5.3 Gruppenspezifische Auswertungen stetiger Variablen

An dieser Stelle möchten wir untersuchen, ob sich die LDL-Cholesterinwerte bei den Patienten mit koronarer Herzkrankheit (KHK = 1) und den Patienten ohne koronare Herzkrankheit (KHK = 0) unterscheiden. Bei der Gruppierungsvariablen **vorhandene_KHK** handelt es sich um ein qualitatives Merkmal mit den Ausprägungen Ja/Nein (hier kodiert mit 1 und 0).

Man wählt die Menüpunkte **Tasks → Statistiken → Beschreibende Statistiken** und geht genauso vor wie in ▶ Abschn. 5.2 beschrieben, nur dass nun noch zusätzlich **vorhandene_KHK** als **Klassifizierungsvariable** ausgewählt wird.

Der Output gibt die gruppenspezifischen statistischen Kenngrößen (z. B. Mittelwert: 155,5 vs. 177,5 mg/dl Cholesterin) an (◘ Abb. 5.10).

Um die Verteilung in den beiden Untergruppen grafisch darzustellen, empfiehlt es sich, einen Boxplot anzufordern. Beim Boxplot handelt es sich um die Darstellung der wichtigsten Quantile eines Merkmals (eine grafische Erläuterung des Boxplots folgt unten). Man wählt wie beim Histogramm **Optionen → Plots → Vergleichendes Box-Plot** (◘ Abb. 5.11).

Dargestellt werden (als Box von unten nach oben) das 25 %-Quantil, der Median und das 75 %-Quantil. Als Antennen (Whisker) werden Minimum und Maximum dargestellt, sofern sie nicht weiter als das 1.5-fache des Interquartilsabstandes (= 75 %-Quantil − 25 %-Quantil = Boxlänge) vom oberen bzw. unteren Boxrand entfernt liegen. Liegen sie außerhalb dieses Intervalls, werden sie als Kreise dargestellt. Solche Werte werden als mögliche Ausreißer bezeichnet und sollten nochmals auf Richtigkeit überprüft werden. Die Antennen kennzeichnen dann die nächstfolgenden Ausprägungen dieser Variablen. Vergleicht man beide Boxen, so erkennt man tendenziell höhere LDL-Cholesterinwerte bei den Patienten mit KHK gegenüber denen ohne KHK.

■ **Grafische Erläuterung des Boxplots**

Das Box-Whisker-Diagramm (kurz Boxplot) zeigt die grafische Darstellung der 5-Punkte-Zusammenfassung (Quartile, Minimum, Maximum und Median) an. Mithilfe

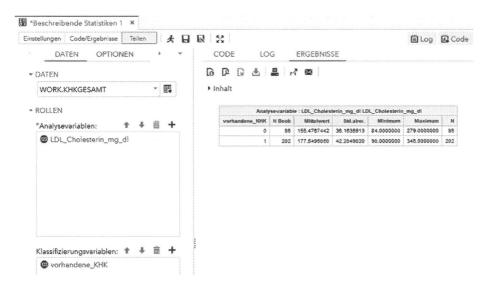

◘ **Abb. 5.10** Gruppenspezifische Auswertung

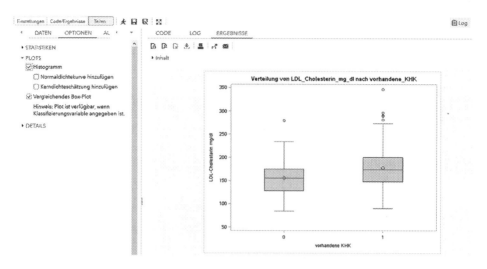

● **Abb. 5.11**   Boxplot

des Boxplots lässt sich somit schnell eine Übersicht darstellen, in welchen Bereichen die Daten liegen und wie diese verteilt sind.

Als Whiskers werden entweder Minimum/Maximum oder das 1,5-fache des Inter-quartilsabstandes in den Boxplot eingezeichnet. Weiter außenliegende Punkte können als mögliche Ausreißer angesehen werden und sind als Kreise dargestellt (● Abb. 5.12).

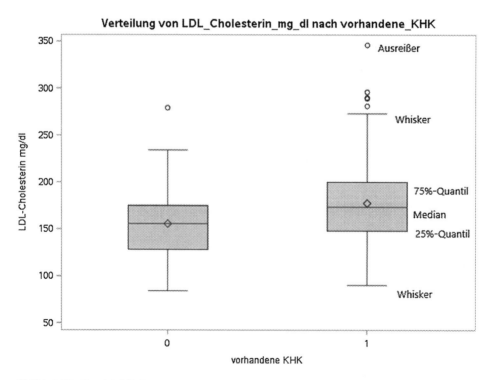

● **Abb. 5.12**   Boxplot-Erläuterung

Zusammenhang von Variablen

© Springer-Verlag GmbH Deutschland, ein Teil von Springer Nature 2019
G. Büchele, M. Rehm, R. Muche, *Medizinische Statistik mit SAS Studio unter SODA,*
https://doi.org/10.1007/978-3-662-59283-0_6

In diesem Kapitel geht es um den Zusammenhang zwischen zwei Variablen. Im Fall qualitativer bzw. diskreter Variablen (▶ Abschn. 6.1) wird dieser Zusammenhang mit zweidimensionalen Kreuztabellen anhand von absoluten und relativen Häufigkeiten beschrieben (▶ Abschn. 6.1.1). In ▶ Abschn. 6.1.2 wird die einfache logistische Regression vorgestellt. In ▶ Abschn. 6.1.3 werden mehrere Einflussvariablen berücksichtigt, sodass wir die multivariate logistische Regression benötigen. Im ▶ Abschn. 6.2 wird die lineare Abhängigkeit zwischen zwei stetigen Variablen durch Berechnung des Korrelationskoeffizienten (▶ Abschn. 6.2.2) bzw. durch lineare Regression (▶ Abschn. 6.2.3) untersucht. Im Vorfeld solcher Auswertungen sollten auf jeden Fall bivariate grafische Darstellungen betrachtet werden. Im ▶ Abschn. 6.2.1 wird veranschaulicht, wie diese Grafiken in SAS Studio erzeugt werden können.

6

6.1 Qualitative bzw. diskrete Variablen

Um den Zusammenhang zwischen zwei qualitativen bzw. diskreten Variablen darzustellen, ist die Kreuztabellen mit beiden Merkmalen und der Berechnung der absoluten und relativen Häufigkeiten ein wichtiges Auswertungsinstrument (▶ Abschn. 6.1.1). Zur Berechnung des Assoziationsmaßes Odds Ratio für diesen Fall kann eine logistische Regression eingesetzt werden (▶ Abschn. 6.1.2). Falls noch weitere Merkmale berücksichtigt werden sollen, erweitert man die logistische Regression zu einer multivariaten logistischen Regression (▶ Abschn. 6.1.3).

6.1.1 Kontingenztafel

Für qualitative bzw. diskrete Variablen empfiehlt sich zunächst die Häufigkeitsauszählung in Form einer zweidimensionalen Kreuztabelle (Kontingenztafel). Diese erhält man unter **Tasks → Statistiken → Tabellenanalyse**. In unserem Beispiel wollen wir die Variablen **vorhandene_KHK** und **LDL_Klassen** überprüfen, da ein Zusammenhang zwischen der Höhe des LDL-Cholesterins und dem Auftreten einer KHK vermutet wird. Man wählt eine Variable als Zeilenvariable und die andere als Spaltenvariable aus. Die Reihenfolge ist egal, allerdings wird die Tabelle entsprechend transponiert (◘ Abb. 6.1 und 6.2).

Sind die Zeilen- und die Spaltenvariablen gewählt, markieren wir bei den **Optionen** zusätzlich noch den Punkt **Häufigkeitstabelle → Prozentwerte → Zelle**, ansonsten werden die relativen Häufigkeiten (prozentualer Teil) nicht ausgegeben. Den Punkt **Statistiken → Chi-Quadrat-Statistiken** (▶ Abschn. 7.1.1) benötigen wir zunächst nicht, deswegen können wir dort den Haken entfernen.

Als Output erhalten wir unter **Ergebnisse** eine zweidimensionale Kreuztabelle zwischen den Variablen **vorhandene_KHK** und **LDL_Klassen**. Die obere Zahl in den Zellen zeigt die absoluten, die untere die relativen Häufigkeiten (◘ Abb. 6.3).

Jetzt fordern wir dieselbe Kreuztabelle nochmals an und markieren diesmal unter **Optionen** den Punkt **Häufigkeitstabelle → Prozentwerte → Zeile** statt **Häufigkeitstabelle → Prozentwerte → Zelle**. Der in ◘ Abb. 6.4 gezeigte Output wird unter **Ergebnisse** generiert.

Ein Einfluss der Variablen LDL (in Klassen) auf das Vorhandensein einer koronaren Herzkrankheit ist nach den Ergebnissen in den Kreuztabellen zu vermuten, da sich die prozentualen Häufigkeiten der **LDL_Klassen** in den beiden KHK-Gruppen unterscheiden. Während die niedrigen LDL-Klassen 2 und 3 bei Patienten ohne KHK

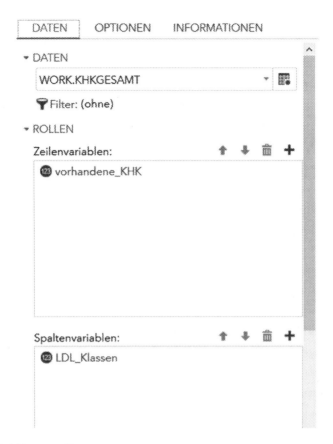

DATEN   OPTIONEN   INFORMATIONEN

▾ DATEN

WORK.KHKGESAMT

▼ Filter: (ohne)

▾ ROLLEN

Zeilenvariablen:

⬤ vorhandene_KHK

Spaltenvariablen:

⬤ LDL_Klassen

◻ **Abb 6.1**   Variablenauswahl

prozentual am stärksten vertreten sind (32,6 % und 24,4 %), sind dies bei den Patienten mit KHK die hohen Klassen 4 und 5 (20,8 % und 34,2 %).

Eine entsprechende bivariate Grafik zur Darstellung des Zusammenhangs ist ein Balkendiagramm, das die relativen Häufigkeiten der Patienten in den einzelnen LDL-Klassen, gruppiert nach **vorhandene_KHK**, nebeneinander stellt. Diese erscheint ebenfalls unter **Ergebnisse** (◻ Abb. 6.5).

6.1.2 Einfache logistische Regression

Mit einer logistischen Regression wird ein Modell geschätzt, wenn die Zielgröße (Outcome, abhängige Variable) dichotom ist, d. h. nur zwei Ausprägungen hat (z. B. Krankheit ja/nein). Zwar ist es letztlich so, dass es für das einzelne Individuum immer nur zwei verschiedene Möglichkeiten gibt, dennoch können die Chancen für den Eintritt der einen Möglichkeit angegeben werden. So erlaubt uns die logistische Regression beispielsweise zu berechnen, wie die Chancen stehen, dass eine bestimmte Person an KHK erkrankt, wenn wir ihr Geschlecht kennen.

Es ist wichtig, sich den Unterschied zur linearen Regression (s. ▶ Abschn. 6.2.3) zu verdeutlichen. Diese erlaubt, den Wert einer metrischen Variable vorherzusagen. Ein

6

DATEN   OPTIONEN   INFORMATIONEN

▸ PLOTS

▾ HÄUFIGKEITSTABELLE

    ▾ Häufigkeiten

      ☑ Beobachtet

      ☐ Erwartet

      ☐ Abweichung

    ▾ Prozentwerte

      ☐ Zelle

      ☐ Zeile

      ☐ Spalte

    ▾ Kumulativ

      ☐ Prozentwerte für Spalte

      ☐ Häufigkeiten und Prozentwerte

    ▾ Chi-Quadrat

      ☐ Anteil der einbezogenen Zellen für Chi-Quadrat-Statistiken

▾ STATISTIKEN

    ☐ Chi-Quadrat-Statistiken

    ☐ Assoziationsmaße

    ☐ Cochran-Mantel-Haenszel-Statistiken

    ☐ Übereinstimmungsmaß (für quadratische Tabellen)

◻ **Abb 6.2**   Optionen

Häufigkeit Prozent	Tabelle von vorhandene_KHK nach LDL_Klassen					
		LDL_Klassen				
vorhandene_KHK(vorhandene KHK)	1	2	3	4	5	Summe
0	12 4.17	28 9.72	21 7.29	9 3.13	16 5.56	86 29.86
1	16 5.56	38 13.19	37 12.85	42 14.58	69 23.96	202 70.14
Summe	28 9.72	66 22.92	58 20.14	51 17.71	85 29.51	288 100.00
Frequency Missing = 3						

◻ **Abb 6.3**   Kreuztabelle mit Gesamtprozent

Häufigkeit Prozent Zeile	Tabelle von vorhandene_KHK nach LDL_Klassen					
			LDL_Klassen			
vorhandene_KHK(vorhandene KHK)	1	2	3	4	5	Summe
0	12 13.95	28 32.56	21 24.42	9 10.47	16 18.60	86
1	16 7.92	38 18.81	37 18.32	42 20.79	69 34.16	202
Summe	28	66	58	51	85	288
Frequency Missing = 3						

☐ Abb 6.4 Kreuztabelle mit Zeilenprozent

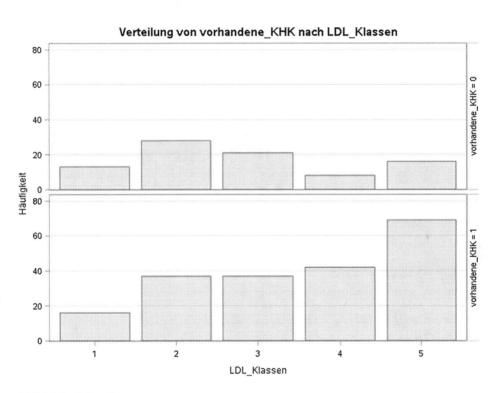

☐ Abb 6.5 Balkendiagramm

Medikament wird den Blutdruck im Mittel um x mmHg senken. Die Logistische-Regression hingegen gibt Chancen an.

Um das Modell zu definieren, wählen wir **Tasks → Statistiken → Binär logistische Regression.** Zuerst wählen wir unter **Daten** die dichotome Zielvariable bei **Abhängige Variable** aus, in diesem Beispiel **vorhandene_KHK** und geben als **untersuchtes Ereignis** 1 an. Das heißt wir untersuchen in diesem Fall die Patienten mit koronarer Herzkrankheit. Bei **Link-Funktion** muss **Logit** ausgewählt sein, da wir die logistische Regression betrachten wollen. In dem Feld unter **Erklärende Variablen** können wir unter **Klassifizierungsvariablen** mit „Spalten hinzufügen" die Einflussvariable (Exposition) eingeben, in unserem Fall das **Geschlecht.**

6

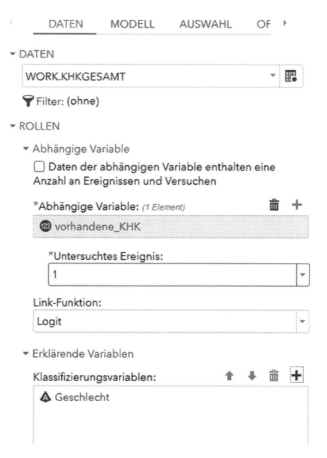

■ **Abb 6.6**   Variablenauswahl

Bei den restlichen Einstellungen und Optionen behalten wir die Voreinstellungen bei (■ Abb. 6.6).

Die Ausgabe enthält neben einigen Informationen zum durchgeführten Modell die Parameterschätzer (unter **Analyse Maximum-Likelihood-Schätzer**) des logistischen Modells und den Odds Ratio-Schätzer. Das **Odds Ratio** ist eine statistische Maßzahl, die etwas über die Stärke eines Zusammenhangs von zwei Merkmalen aussagt.

Es ist damit ein Assoziationsmaß, bei dem zwei Chancen miteinander verglichen werden. Wichtig ist zu überprüfen, ob und wie viele Beobachtungen nicht für die Modellschätzung aufgrund von Missings verwendet werden konnten (in diesem Fall 3). Das Odds Ratio (95 % Konfidenzintervall) für Männern gegenüber Frauen beträgt **2,987 (1,558; 5,728).**

Ein Odds Ratio von genau eins bedeutet dabei, dass es keinen Unterschied in den jeweiligen Chancen gibt. Ist, wie in unserem Fall, das Odds Ratio größer 1, dann heißt das, dass die Chancen der ersten Gruppe größer sind als die der zweiten. Ist das Odds Ratio kleiner als 1, so ist die Chance der ersten Gruppe kleiner. Unser Ergebnis zeigt also, dass Männer eine größere Chance haben zu erkranken als Frauen. Da auch das 95 %-Konfidenzintervall die 1 nicht mit einschließt, ist dieses Ergebnis statistisch signifikant (■ Abb. 6.7 und 6.8).

Modellinformationen		
Datei	WORK.KHKGESAMT	
Abhängige Variable	vorhandene_KHK	vorhandene KHK
Anzahl der abhängigen Ausprägungen	2	
Modell	binäres logit	
Optimierungsmethode	Fisher Score	

Anzahl gelesener Beobachtungen	291
Anzahl verwendeter Beobachtungen	288

Response-Profil		
Geordneter Wert	vorhandene_KHK	Gesamt-Häufigkeit
1	0	86
2	1	202

Modellierte Wahrscheinlichkeit vorhandene_KHK='0'.

Note: 3 observations were deleted due to missing values for the response or explanatory variables.

◻ Abb 6.7   Modellinformationen

Analyse Maximum-Likelihood-Schätzer						
Parameter		DF	Schätzung	Standard Fehler	Waldsches Chi-Quadrat	Pr > ChiSq
Intercept		1	-0.0445	0.2982	0.0222	0.8815
Geschlecht	m	1	1.0943	0.3322	10.8501	0.0010
Geschlecht	w	0	0	.	.	.

Odds-Ratio-Schätzer		
Effekt	Punktschätzwert	95% Waldsche Konfidenzgrenzen
Geschlecht m vs w	2.987	1.558 5.728

◻ Abb 6.8   Ergebnis der Regressionsanalyse

6

6.1.3 **Multivariate logistische Regression**

Nun soll überprüft werden, ob zusätzlich zum Geschlecht auch das Alter einen Einfluss auf die Chance, eine KHK zu bekommen, hat. Will man dabei mehrere erklärende Variablen in einem logistischen Modell gleichzeitig berücksichtigen, wählt man wieder unter **Tasks → Statistiken → Binär logistische Regression** einfach die zusätzlichen Variablen in dem Auswahlfenster aus (◘ Abb. 6.9).

Im Beispiel verwenden wir wieder **vorhandene_KHK** als **Abhängige Variable**. Als **Erklärende Variable** nehmen wir **Geschlecht** und **Alter**. Wichtig ist darauf zu achten, dass Geschlecht als dichotome Variable bei **Klassifizierungsvariablen** und Alter bei **Stetige Variablen** ausgewählt wird. Alle weiteren Einstellungen im Auswahlfenster bleiben wie bei der normalen logistischen Regression (**Untersuchtes Ereignis** = 1, **Link-Funktion** = Logit).

Der Output (◘ Abb. 6.10) enthält wieder die Parameterschätzer des logistischen Modells sowie die Odds-Ratio-Schätzer unter Berücksichtigung der jeweils anderen Variablen (also adjustiert für die jeweils andere(n) Variable(n)). Das Odds Ratio von Männern gegenüber Frauen beträgt **3,147** (Konfidenzintervall von 1,598 bis 6,199). Das Odds Ratio von Alter **1,064** (Konfidenzintervall von 1,030 bis 1,099).

Auch dieses Ergebnis zeigt, dass Männer eine höhere Chance haben zu erkranken als Frauen – auch nach Berücksichtigung etwaige Altersunterschiede. Die Chancenerhöhung pro Alters-Einheit (d. h. pro Lebensjahr) beträgt das 1,064-fache. Da die 1 nicht im Konfidenzintervall eingeschlossen ist, kann man sagen, dass sich die Chance zu erkranken pro Lebensjahr um ca. 6 % erhöht, nach Adjustierung für Geschlecht.

6.2 **Stetige Variablen**

Korrelations- und Regressionsanalysen werden benutzt, um die lineare Abhängigkeit zwischen zwei (oder mehreren) stetigen Variablen zu untersuchen. Als Beispiel zur Auswertung in dem hier benutzten Datensatz soll der Frage nachgegangen werden, ob es eine Beziehung zwischen der Höhe des LDL-Cholesterins und dem Alter der Patienten bei Angiografie gibt.

Um den Zusammenhang zwischen Alter und LDL-Werten zu analysieren, sollte mit einem Scatterplot begonnen werden (s. nachfolgenden ► Abschn. 6.2.1). Dies ist sehr wichtig, da die hier beschriebenen Verfahren nur lineare Abhängigkeiten untersuchen. Es ist aber möglich, dass klare, nichtlineare Abhängigkeiten vorliegen, die mit der linearen Regression bzw. Korrelation nicht entdeckt werden, im Schaubild jedoch sichtbar sind.

In jedem der im Anhang als Literaturhinweis angegebenen Statistiklehrbücher (Abschn. A.7) finden sich Beispiele zu diesem Problem. Um den Zusammenhang zwischen **LDL_Cholesterin_mg_dl** und **Alter** zahlenmäßig zu beschreiben, wird dann im ► Abschn. 6.2.2 gezeigt, wie der Korrelationskoeffizient berechnet wird und in ► Abschn. 6.2.3, wie man eine lineare Regression durchführt.

6.2.1 **Scatterplot**

Bei der Untersuchung des Zusammenhangs zweier stetiger Variablen empfiehlt sich zunächst die Betrachtung eines sogenannten Scatterplots (XY-Diagramm, Punktewolke, Streuungsplot). Wir wollen hier die Variablen **Alter** und **LDL_Cholesterin_mg_dl** betrachten. Um dies zu erhalten, müssen wir **Tasks → Graph → Streuungsplot** wählen.

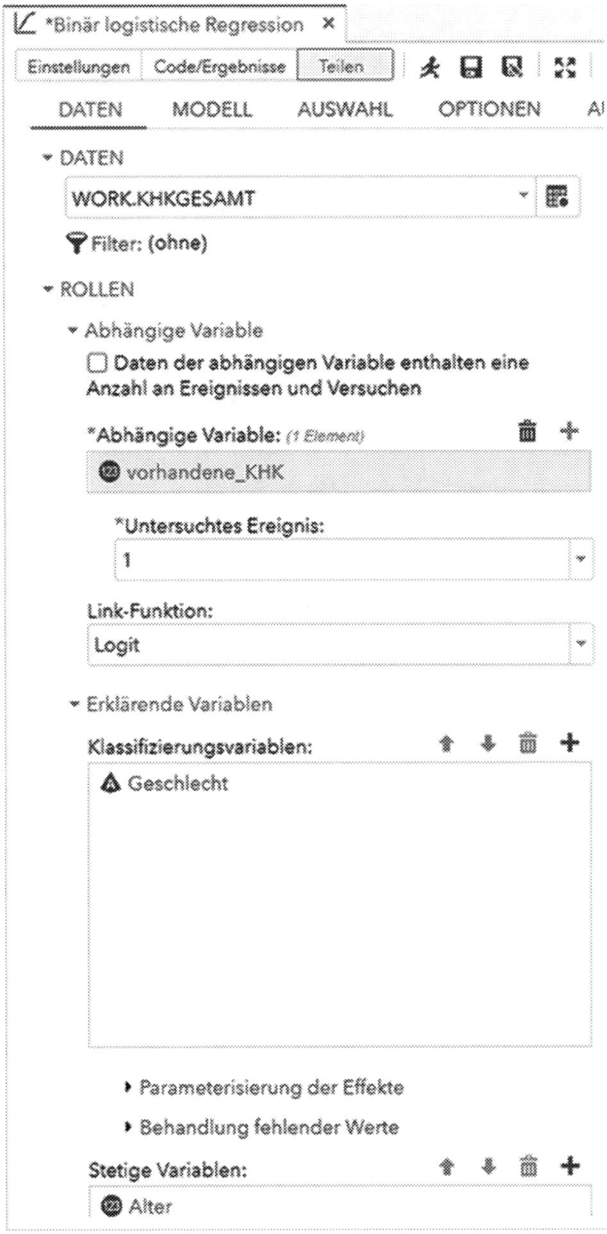

Abb 6.9 Variablenauswahl

Im sich öffnenden Fenster sind die gewünschten Variablen auszusuchen (X-Achse = **Alter**, Y-Achse = **LDL_Cholesterin_mg_dl**) (◘ Abb. 6.11). Danach wird die Auswahl mit Klicken auf **„Ausführen"** bestätigt und der generierte Code ausgeführt. Unter dem Abschnitt **Ergebnisse** öffnet sich unten stehende Grafik. Aus dem Scatterplot lässt sich hier kein linearer Zusammenhang zwischen **LDL_Cholesterin** und **Alter** erkennen, es ist eher eine ungerichtete Punktewolke zu sehen (◘ Abb. 6.12).

6

Analyse Maximum-Likelihood-Schätzer						
Parameter		DF	Schätzung	Standard Fehler	Waldsches Chi-Quadrat	Pr > ChiSq
Intercept		1	-3.5031	0.9766	12.8666	0.0003
Geschlecht	m	1	1.1466	0.3458	10.9920	0.0009
Geschlecht	w	0	0	.	.	.
Alter		1	0.0617	0.0165	14.0533	0.0002

Odds-Ratio-Schätzer			
Effekt	Punktschätzwert	95% Waldsche Konfidenzgrenzen	
Geschlecht m vs w	3.147	1.598	6.199
Alter	1.064	1.030	1.099

◘ **Abb 6.10**   Ergebnis der multivariaten logistischen Regression

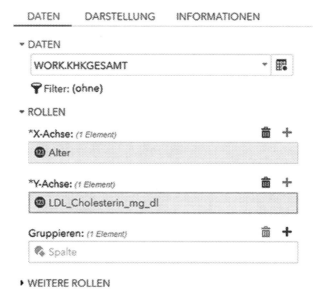

◘ **Abb 6.11**   Variablenauswahl

6.2.2 **Korrelation**

Um die lineare Abhängigkeit zwischen zwei stetigen Variablen zahlenmäßig zu beschreiben, wird der Korrelationskoeffizient benutzt. Er misst den linearen Zusammenhang, ohne eine Funktion anzupassen, denn häufig ist es nicht sinnvoll, eine Variable als

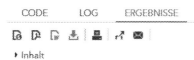

> Inhalt

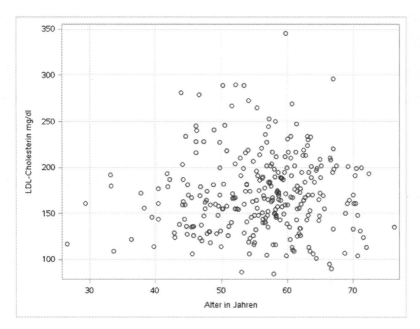

◻ **Abb 6.12** Scatterplot

die abhängige und die andere als die unabhängige Variable zu bezeichnen. Korrelationskoeffizienten haben folgende Eigenschaften:

- Der Korrelationskoeffizient ist ein Wert zwischen −1 und +1.
- Wenn kein linearer Zusammenhang zwischen den Variablen besteht, so ist der Korrelationskoeffizient 0.
- Je stärker der lineare Zusammenhang, desto näher liegt der Korrelationskoeffizient bei +1 oder −1.
- Bei +1 liegen alle Punkte im Scatterplot auf einer steigenden Geraden, entsprechend bei −1 auf einer fallenden Geraden.
- Ein positiver Korrelationskoeffizient bedeutet, dass sich die Wertepaare in die gleiche Richtung bewegen: werden die Werte einer Variablen größer, werden auch die Werte der anderen größer.
- Ein negativer Korrelationskoeffizient bedeutet, dass sich die Wertepaare in die entgegengesetzte Richtung bewegen: werden die Werte einer Variablen größer, werden die Werte der anderen kleiner.

Der üblicherweise berechnete Korrelationskoeffizient ist der nach Pearson. Er benutzt die Variablen in der gemessenen Form. Der Pearson Korrelationskoeffizient setzt Normalverteilung (s. ► Abschn. 4.5) der zu untersuchenden Variablen voraus. Außerdem sind Ausreißer, also Werte, die weit weg vom Lagemaß (z. B. Mittelwert) liegen, sehr einflussreich, indem sie den Korrelationskoeffizienten größer erscheinen lassen als er wohl eigentlich ist. Deshalb ist es gerade in der Medizinstatistik häufig sinnvoll, Alternativen zu nutzen, die nicht mit solchen Problemen behaftet sind. Bei Korrelationskoeffizienten gibt es diese Alternative in Form des Spearman-Rangkorrelationskoeffizienten, der von den Rängen der Messwerte ausgeht (s. auch ▶ Abschn. 4.5 zur Beschreibung von Rangverfahren). Er setzt keine Normalverteilung voraus und hat den Vorteil, dass er auch schon für ordinal-skalierte Variablen berechnet werden kann.

In unserem Beispiel wählen wir deshalb den Spearman-Korrelationskoeffizienten. Man findet ihn unter **Tasks → Statistiken → Korrelationsanalyse.** Wir wählen die beiden Variablen **Alter** und **LDL_Cholesterin_mg_dl** aus (die Reihenfolge ist egal). Dann wählen wir unter **Optionen → Statistiken → Statistiken anzeigen** die Option **Ausgewählte Statistiken** aus und setzen einen Haken bei dem Punkt **Statistiken → Nichtparametrische Korrelationen → Spearmans Rangordnungskorrelation** (◘ Abb. 6.13 und 6.14).

Im Ausgabefenster wird der gesuchte Korrelationskoeffizient unter der Überschrift **Spearmansche Korrelationskoeffizienten** ausgegeben. Der Spearman-Korrelationskoeffizient zwischen **Alter** und **LDL-Cholesterin** (obere Zahl) beträgt also **0,06619.** Dieser Wert liegt sehr nahe bei der Null, sodass man von keinem nennenswerten Zusammenhang zwischen den beiden Variablen sprechen kann. Der p-Wert (untere Zahl) beträgt **0,2604,** damit wird die Nullhypothese bei einem zweiseitigen Signifikanzniveau von 0,05 nicht abgelehnt, d. h. das nicht von einer von 0 verschiedenen Korrelation ausgegangen werden kann (◘ Abb. 6.15).

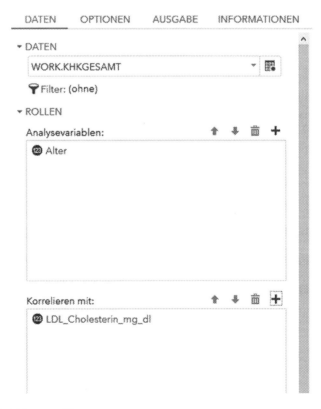

◘ **Abb 6.13**   Variablenauswahl

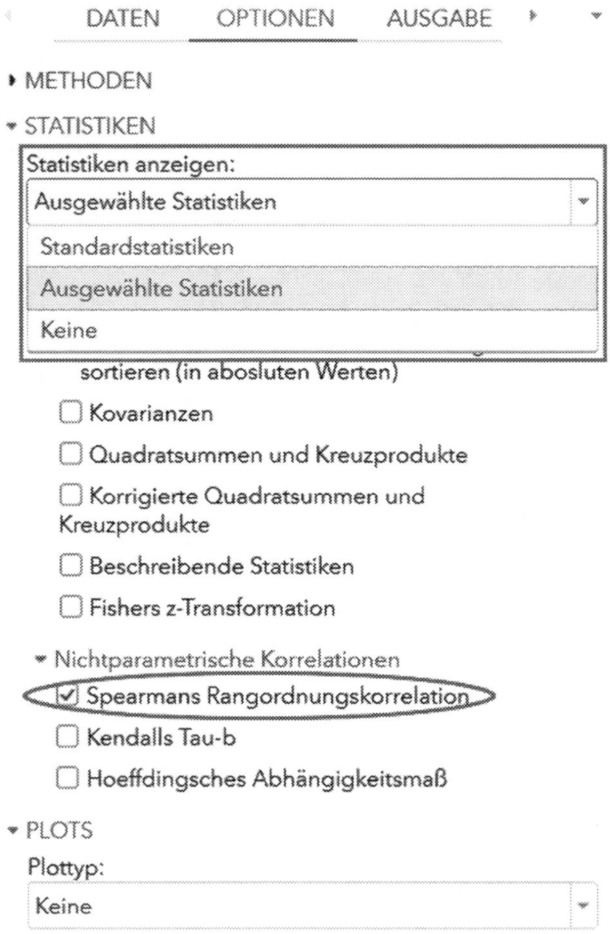

DATEN   OPTIONEN   AUSGABE

▸ METHODEN

▾ STATISTIKEN

Statistiken anzeigen:

Ausgewählte Statistiken   ▾

Standardstatistiken

Ausgewählte Statistiken

Keine

sortieren (in abosluten Werten)

☐ Kovarianzen

☐ Quadratsummen und Kreuzprodukte

☐ Korrigierte Quadratsummen und Kreuzprodukte

☐ Beschreibende Statistiken

☐ Fishers z-Transformation

▾ Nichtparametrische Korrelationen

☑ Spearmans Rangordnungskorrelation

☐ Kendalls Tau-b

☐ Hoeffdingsches Abhängigkeitsmaß

▾ PLOTS

Plottyp:

Keine   ▾

◘ **Abb 6.14**   Optionen

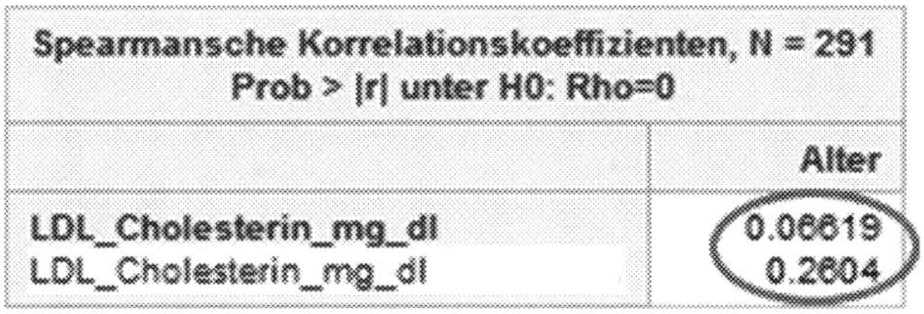

Spearmansche Korrelationskoeffizienten, N = 291 Prob > |r| unter H0: Rho=0	
	Alter
LDL_Cholesterin_mg_dl LDL_Cholesterin_mg_dl	0.06619 0.2604

◘ **Abb 6.15**   Korrelationskoeffizient

6.2.3 **Lineare Regression**

Soll der lineare Zusammenhang zweier Variablen durch das einfache Modell einer Geradengleichung beschrieben werden, so wird das lineare Regressionsmodell verwendet. Mit dem Wert einer sogenannten unabhängigen Variablen (Einflussvariable) soll dabei über den funktionellen Zusammenhang der Wert einer sogenannten abhängigen

Variablen geschätzt und vorausgesagt werden. Dazu müssen die Steigung dieser Geraden sowie eine Konstante aus den Daten geschätzt werden. Die so erhaltene Gerade ($Y = a + bX$) kann dann in den Scatterplot eingezeichnet werden, um den Zusammenhang der beiden Variablen auch grafisch zu zeigen.

Dieses Modell kann unter **Tasks → Statistiken → Lineare Regression** angefordert werden. Dabei muss man festlegen, welche Variable die abhängige und welche die unabhängige ist. In unserem Beispiel wollen wir wieder die Variablen **Alter (Stetige Variable)** und **LDL_Cholesterin_mg_dl (Abhängige Variable)** untersuchen. Dies lässt sich unter **Daten** einstellen (◘ Abb. 6.16).

Außerdem muss man die Modeleffekte unter **Modell** bearbeiten (◘ Abb. 6.17).

Wenn man auf **Bearbeiten** klickt, öffnet sich das entsprechende Fenster (◘ Abb. 6.18).

Oben links unter **Variablen** können wir die einzelnen Einflussvariablen auswählen und in unser Modell aufnehmen, indem wir auf **Hinzufügen** klicken. Die ausgewählten Variablen stehen dann in der rechten Spalte unter **Modeleffekte.** In unserem Fall

6

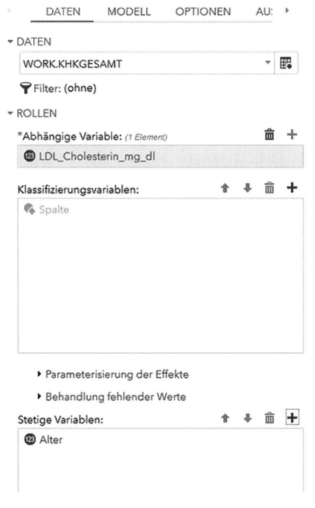

◘ **Abb 6.16**   Variablenauswahl

DATEN   MODELL   OPTIONEN   AUSWAH ▸

▾ MODELLEFFEKTE

  ▾ Model Effects

                              ↖ Bearbeiten

      Konstante

◼ Abb 6.17   Modelleffekte

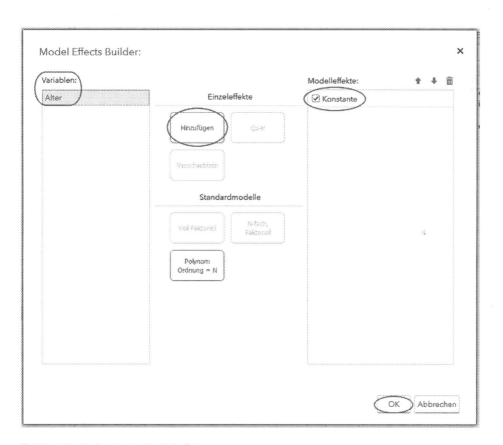

◼ Abb 6.18   Definition der Modelleffekte

existiert nur eine einzelne Einflussvariable **(Alter)**, diese fügen wir dem Modell hinzu. Oben rechts befindet sich die Option **Konstante**. Diese gibt an ob im Modell ein Intercept vorhanden sein soll $(Y = a + bX)$, oder nicht $(Y = cX)$. In unserem Modell ist ein Intercept vorhanden, daher lassen wir den Haken neben **„Konstante"** stehen. Zum Schluss bestätigen wir unsere Auswahl durch klicken auf **OK**.

6

Model: MODEL1
Dependent Variable: LDL_Cholesterin_mg_dl LDL_Cholesterin_mg_dl

Number of Observations Read	291
Number of Observations Used	291

Varianzanalyse					
Quelle	DF	Quadrat-Summe	Mittleres Quadrat	F-Wert	Pr > F
Model	1	815.32552	815.32552	0.46	0.4979
Error	289	511713	1770.63440		
Corrected Total	290	512529			

Root MSE	42.07891	**R-Square**	0.0016
Dependent Mean	171.33333	**Adj R-Sq**	-0.0019
Coeff Var	24.55967		

Parameterschätzer						
Variable	Etikett	DF	Parameter-Schätzer	Standard Fehler	t-Wert	Pr > |t|
Intercept	Intercept	1	160.01273	16.86416	9.49	<.0001
Alter	Alter	1	0.20202	0.29771	0.68	0.4979

❏ Abb 6.19   Modellergebnisse

Besteht ein Zusammenhang, so ließe sich der LDL-Cholesterinwert aus dem Alter des Patienten schätzen. Unter **Ergebnisse** erscheint der entsprechende Output (❏ Abb. 6.19).

Die Regressionskoeffizienten stehen unter der Überschrift **Parameter-Schätzer.** Dabei ist der Wert in der Zeile **Intercept** der Schätzer der Konstante im Modell (a, y-Achsen-Abschnitt), der Wert in der Zeile **Alter** der Schätzwert der Geradensteigung (b). Es ergibt sich also (etwas gerundet) die Gleichung:

LDL_Cholesterin $= 160 + 0{,}2 \,{}^{*}$ **Alter**

Für jedes Lebensjahr mehr wird eine Steigung des LDL-Cholesterinwertes um 0,2 mg/dl geschätzt, in 10 Jahren also um 2 mg/dl, was einen sehr geringen Wert darstellt. Der zugehörige p-Wert (**PR > |t|**) ergibt ein statistisch nicht signifikantes Ergebnis.

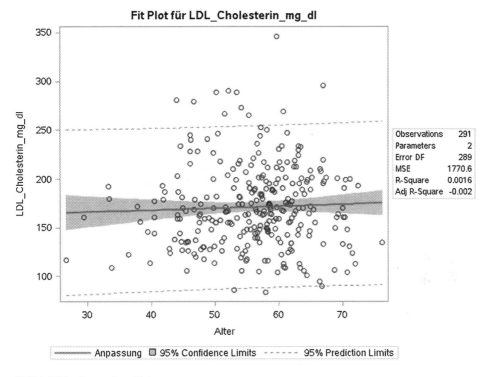

Abb 6.20 Regressions-Plot

Wie schon beim Scatterplot zu sehen war, lässt sich kein Zusammenhang erkennen. Ein Maß dafür, wie gut das Modell die Daten anpasst, ist das Bestimmtheitsmaß R^2 **(R-Square),** welches angibt, wie viel der Variabilität von LDL durch das Alter erklärt wird. R^2 kann Werte zwischen 0 und 1 annehmen. Das Modell passt umso besser, je näher dieser Wert bei 1 liegt. Das Modell ist hier mit 0,0016 so gering, dass nicht von einem passenden Modell und demnach nicht von einem linearen Zusammenhang zwischen den beiden Variablen gesprochen werden kann.

Ein weiterer Output unter **Ergebnisse** ist eine Punktewolke mit eingezeichneter Regressionsgerade **(Anpassung)**(■ Abb. 6.20).

Die Gerade ist fast parallel zur X-Achse (Alter) was bedeutet, dass der Zusammenhang mit LDL sehr gering ist, da die LDL-Cholesterinwerte kaum vom Alter abhängen. Man sieht außerdem eine große Streuung der Beobachtungen um die Gerade, was eine schlechte Vorhersage (quantifiziert in R^2) zeigt.

6.2.4 Multivariate lineare Regression

Soll in einem linearen Regressionsmodell die abhängige Y-Variable (Zielvariable) durch mehrere (diskrete oder stetige) Merkmale erklärt werden, so rechnet man ein multiples lineares Modell. Dieses finden wir in SAS Studio unter: **Tasks → Statistiken → Lineare Regression.** Wir wählen – wie bei der einfachen linearen Regression – eine Zielvariable unter **Abhängige Variable** aus (in diesem Fall **LDL_Cholesterin_mg_dl**) und unter **Klassifizierungsvariablen** bzw. **Stetige Variablen** so viele diskrete bzw. stetige

6

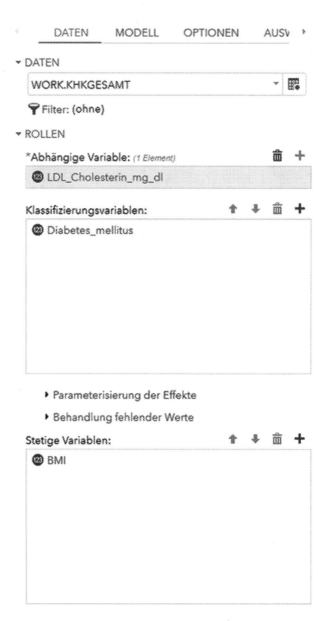

◘ **Abb 6.21**   Variablenauswahl

Erklärungsvariablen wie gewünscht (hier: **BMI** und **Diabetes_Mellitus**). Sollen auch die Konfidenzintervalle der Schätzer ausgegeben werden, setzten wir noch unter **Optionen** einen Haken bei **Statistiken → Konfidenzgrenzen für Schätzer** (◘ Abb. 6.21 und 6.22).

Unter Modelle klicken wir auf **Modelleffekte → bearbeiten,** fügen unserem Modell alle gewünschten Variablen hinzu (s. ► Abschn. 6.2.3) und führen dann das Programm aus.

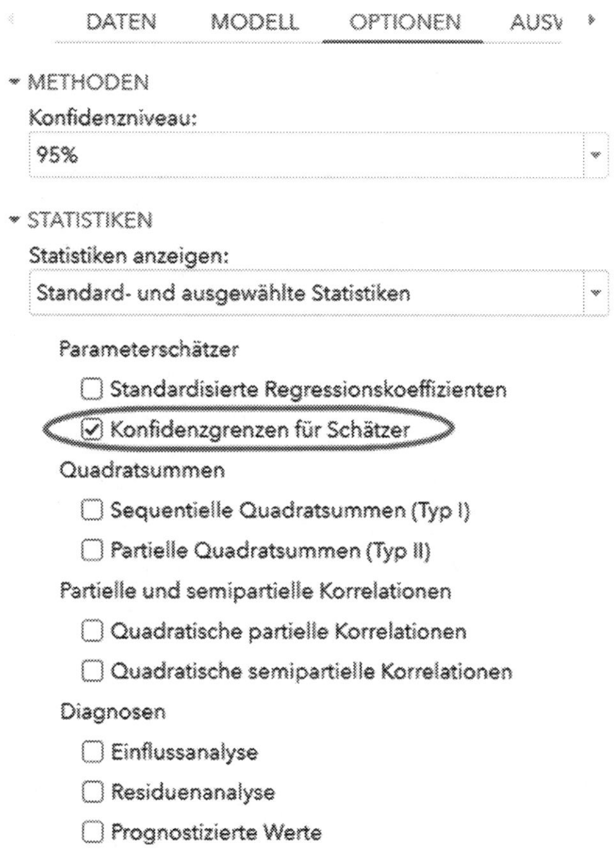

DATEN   MODELL   OPTIONEN   AUSV ►

▾ METHODEN

Konfidenzniveau:

| 95% | ▾ |

▾ STATISTIKEN

Statistiken anzeigen:

| Standard- und ausgewählte Statistiken | ▾ |

Parameterschätzer

☐ Standardisierte Regressionskoeffizienten

☑ Konfidenzgrenzen für Schätzer

Quadratsummen

☐ Sequentielle Quadratsummen (Typ I)

☐ Partielle Quadratsummen (Typ II)

Partielle und semipartielle Korrelationen

☐ Quadratische partielle Korrelationen

☐ Quadratische semipartielle Korrelationen

Diagnosen

☐ Einflussanalyse

☐ Residuenanalyse

☐ Prognostizierte Werte

◘ Abb 6.22   Optionen

Unter **Ergebnisse** erscheint der folgende Output. Wir erhalten zusätzlich zum Intercept die Effektschätzer für die beiden ausgewählten Einflussgrößen, jeweils mit Signifikanz-Beurteilung (in Form eines p-Wertes), und natürlich die Konfidenzintervalle (◘ Abb. 6.23 und 6.24).

Die Parameterschätzer für das Regressionsmodell lauten: Der Intercept (also „Basis-/Ausgangsmittelwert") beträgt 134,8 mg/dl. Davon ausgehend muss pro eine Einheit des BMIs mehr 1,14 mg/dl zu dem Basiswert dazu gerechnet werden und Nicht-Diabetiker (also mit der Ausprägung 0) haben im Vergleich zu Diabetikern einen im Mittel um 9,8 mg/dl höheren LDL-Wert. Dass die Konfidenzintervalle für die Parameter-Schätzer des BMIs und des Diabetes jeweils die „0" enthalten, unterstützt die nicht-signifikanten Ergebnisse der p-Werte, die alle Werte über 0,05 ergaben.

6

Least Squares Model (No Selection)

Varianzanalyse					
Quelle	DF	Quadrat-Summe	Mittleres Quadrat	F-Wert	Pr > F
Model	2	6802.82179	3401.41089	1.93	0.1470
Error	287	505707	1762.04530		
Corrected Total	289	512510			

Root MSE	41.97672
Dependent Mean	171.34828
R-Square	0.0133
Adj R-Sq	0.0064
AIC	2462.51123
AICC	2462.65158
SBC	2181.52087

Parameterschätzer					
Parameter	DF	Schätzung	Standard Fehler	t-Wert	Pr > |t|
Intercept	1	134.753740	24.352737	5.53	<.0001
BMI	1	1.140360	0.922452	1.24	0.2174
Diabetes_mellitus 0	1	9.843617	6.036097	1.63	0.1040
Diabetes_mellitus 1	0	0		.	.

◘ Abb 6.23   Effektschätzer mit p-Werten

Model: MODEL1
Dependent Variable: LDL_Cholesterin_mg_dl LDL-Cholesterin mg/dl

Parameterschätzer							
Variable	Etikett	DF	Parameter-Schätzer	Standard Fehler	t-Wert	Pr > |t|	95% Konfidenzgrenzen	
Intercept	Intercept	B	134.75374	24.35274	5.53	<.0001	86.82112	182.68636
BMI	BMI	1	1.14036	0.92245	1.24	0.2174	-0.67527	2.95599
Diabetes_mellitus 0	Diabetes_mellitus 0	B	9.84362	6.03610	1.63	0.1040	-2.03702	21.72425
Diabetes_mellitus 1	Diabetes_mellitus 1	0	0		.	.	.	

◘ Abb 6.24   Effektschätzer mit Konfidenzintervallen

Statistische Tests für unabhängige Beobachtungen

© Springer-Verlag GmbH Deutschland, ein Teil von Springer Nature 2019
G. Büchele, M. Rehm, R. Muche, *Medizinische Statistik mit SAS Studio unter SODA*,
https://doi.org/10.1007/978-3-662-59283-0_7

Unterteilt werden die Testverfahren in diesem Buch danach, ob unabhängige oder abhängige Daten ausgewertet werden sollen. Voraussetzung für die in diesem Kapitel beschriebenen Tests ist also die Unabhängigkeit der Daten, d. h., dass die zu vergleichenden Beobachtungen von unterschiedlichen Patienten oder Probanden stammen. Im ▶ Abschn. 7.1 werden Tests angegeben, mit denen die Unabhängigkeit zweier qualitativer bzw. diskreter Variablen untersucht werden können. Für den Vergleich von stetigen Variablen unabhängiger Gruppen gibt es einmal Tests, die darauf basieren, dass diese Messwerte zumindest annähernd normalverteilt sind. Im ▶ Abschn. 7.2.1 werden solche Tests für den Mittelwertunterschied zwischen zwei Gruppen (▶ Abschn. 7.2.1.1) und mehr als zwei Gruppen (▶ Abschn. 7.2.1.2) angegeben. Sollte nicht klar sein, ob die Verteilung der Messwerte einer Normalverteilung entspricht, können Tests für nicht-normalverteilte Messwerte aus dem ▶ Abschn. 7.2.2 angewendet werden.

7.1   Qualitative bzw. diskrete Variablen

Um zu überprüfen, ob zwei qualitative bzw. diskrete Variablen unabhängig voneinander sind, eignen sich der χ^2-Test (Chiquadrat-Test) und der exakte Test nach Fisher. Die beiden Tests können auch für die Überprüfung der Hypothese genutzt werden, ob sich die Verteilungen einer Variablen in den Untergruppen unterscheiden. So lässt sich hier z. B. prüfen, ob sich die Verteilung der Patienten mit Hypertonie bei Personen mit und ohne koronare Herzkrankheit unterscheidet.

7.1.1   Der χ^2-Test

Der χ^2-Test ist unter **Tasks → Statistiken → Tabellenanalyse** zu finden. Nach Aufruf (s. Abbildung) werden zunächst die auszuwertenden Variablen, **Hypertonie** und **vorhandene_KHK** (Koronare Herzkrankheit) als **Zeilen-** bzw. **Spaltenvariable** ausgewählt (◘ Abb. 7.1).

Unter **Optionen → Häufigkeiten** setzt man dann einen Haken bei **Erwartet,** da die Ergebnisse des χ^2-Tests nur gültig sind, wenn die erwarteten Häufigkeiten nicht zu klein sind (Faustregel > 5). Außerdem wird ein Haken bei **Optionen → Plots → Plots unterdrücken** gesetzt, da diese keine Aussagen für den χ^2-Test bringen (◘ Abb. 7.2).

Nach dem Ausführen des Codes erhalten wir die Ergebnisse. Zusätzlich zum Ergebnis des χ^2-Tests liefert uns der Output die Häufigkeitstabelle mit den erwarteten Häufigkeiten. In unserem Beispiel kann der χ^2-Test angewendet werden, da alle erwarteten Häufigkeiten größer 5 sind. Unter **Statistiken für Tabelle von vorhandene_KHK nach Hypertonie** stehen in der ersten Zeile die Werte des χ^2-Tests. Dabei sind die Degrees of Freedom (**DF** = Freiheitsgrade), der Wert der Teststatistik und der p-value, die Irrtumswahrscheinlichkeit (**Prop**) angegeben.

Das knapp nicht-signifikante Ergebnis (p = 0,0680) unseres Beispiels deutet darauf hin, dass man nicht von einer unterschiedlichen Verteilung der KHK bei Patienten mit und ohne Hypertonie ausgehen kann. Zusätzlich zu diesem Ergebnis ist es sinnvoll, sich eine Häufigkeitstabelle (siehe unten) mit den prozentualen Häufigkeiten ausgeben zu lassen (im Fenster Haken unter **Häufigkeiten** bei **Beobachtet** setzten und zusätzlich bei **Prozentwerte → Zeile**) und die Zeilenprozentwerte der Gruppen zu vergleichen. In

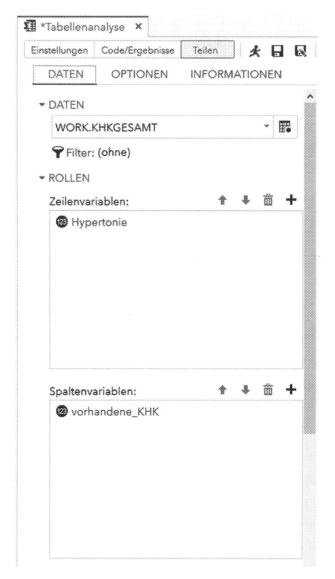

◘ Abb. 7.1   Variablenauswahl

unserem Fall leiden Personen mit Hypertonie zu 76,6 % an einer KHK, wohingegen Personen ohne Hypertonie zu 66,5 % an einer KHK leiden. Dieser beobachtete Unterschied ist aber, wie oben gezeigt, statistisch nicht signifikant (◘ Abb. 7.3).

7.1.2 Der exakte Test nach Fisher

Für die Auswertung solcher Fragestellungen in Kreuztabellen wird in der Biometrie seit einiger Zeit der exakte Test nach Fisher empfohlen. Im Gegensatz zum χ^2-Test

7

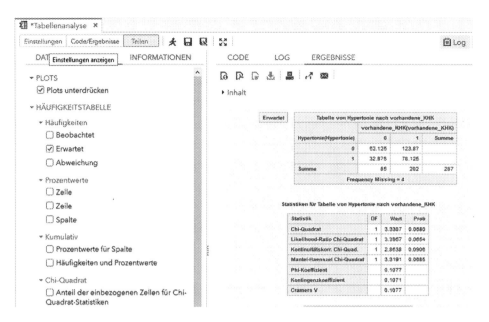

◘ Abb. 7.2   Optionen und Ergebnisse

Häufigkeit Prozent Zeile	Tabelle von Hypertonie nach vorhandene_KHK		
	vorhandene_KHK(vorhandene_KHK)		
Hypertonie(Hypertonie)	**0**	**1**	**Summe**
0	59 / 33.52	117 / 66.48	176
1	26 / 23.42	85 / 76.58	111
Summe	85	202	287
Frequency Missing = 4			

◘ Abb. 7.3   Haufigkeitstabelle

erbringt dieser Test auch valide Ergebnisse bei kleinen erwarteten Häufigkeiten. Allerdings sollte man ihn nicht unbedacht bei großen Fallzahlen und großen Kontingenztafeln anwenden, da der exakte Test von Fisher möglicherweise nicht ausgeführt wird, da die vielen Kombinationen die Performanz des Tests erschweren (Faustformel: erwartete Häufigkeiten < 20). Der Aufruf ist gleich wie beim χ^2-Test über **Tasks → Statistiken → Tabellenanalyse.** Wir verwenden wieder **Hypertonie** als Zeilenvariable und **vorhandene_KHK** als Spaltenvariable. Jetzt muss für den exakten Test nach Fisher noch unter **Optionen → Statistiken → Exakter Test** ein Haken bei **Exakter Test von Fisher** gesetzt werden (◘ Abb. 7.4).

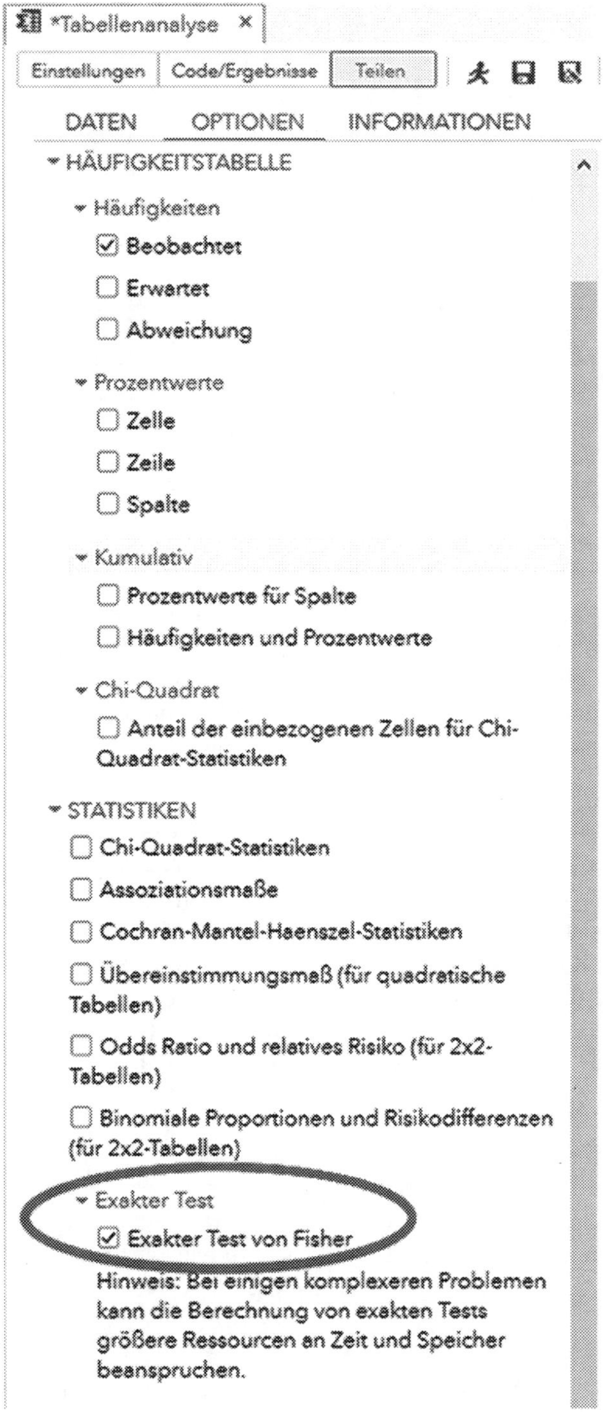

■ Abb. 7.4　Exakter Test von Fisher

Exakter Test von Fisher	
Zelle (1,1) Häufigkeit (F)	59
Linksseitige Pr <= F	0.9758
Rechtsseitige Pr >= F	0.0444
Tabellenwahrscheinlichkeit (P)	0.0201
Zweiseitige Pr <= P	0.0842

Effektive Stichprobengröße = 287
Häufigkeit Fehlende = 4

◘ Abb. 7.5   P-Werte

7

Der entsprechende Output nach Aufruf des exakten Tests nach Fisher sieht dann wie folgt aus (◘ Abb. 7.5). Der berechnete, nicht-signifikante p-Wert von 0,0842 besagt, dass man, wie schon oben beim Chi-Quadrat-Test gezeigt, nicht von Unterschieden in der Verteilung der KHK bei Patienten mit und ohne Hypertonie ausgehen kann.

7.2 Stetige Variablen

In den nächsten beiden Kapiteln werden Tests vorgestellt, die Mittelwerts- bzw. Verteilungsvergleiche um den Median zulassen, je nachdem, ob die Messwerte normalverteilt sind oder nicht. Sollte die auszuwertende Variable annähernd normalverteilt sein (s. Abschn. 4.5), dann sind Mittelwert und Standardabweichung geeignete statistische Kenngrößen für die Beschreibung der Daten und dementsprechend werden Tests zur Untersuchung von Mittelwertunterschieden angewendet (▶ Abschn. 7.2.1). Andernfalls sind die im ▶ Abschn. 7.2.2 angegebenen Rangtests vorzuziehen.

7.2.1 Normalverteilte Variablen mit t-Test

Die nachfolgenden Tests haben eine Normalverteilung als Voraussetzung. Unterschieden werden Tests für den Vergleich der Mittelwerte einer Variablen von zwei (▶ Abschn. 7.2.1.1) und mehr als zwei unabhängigen Gruppen (▶ Abschn. 7.2.1.2).

7.2.1.1 Zwei – Gruppenvergleiche

Für den Vergleich der Mittelwerte zweier unabhängiger Gruppen gibt es den t-Test für unabhängige Stichproben. Dieser Test ist unter **Tasks** → **Statistiken** → **t-Test** zu finden. Die folgenden Abbildungen zeigen das Auswahlmenü (◘ Abb. 7.6 und 7.7).

◻ Abb. 7.6 Variablenauswahl

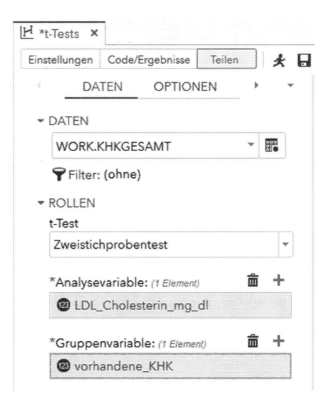

◻ Abb. 7.7 Optionen

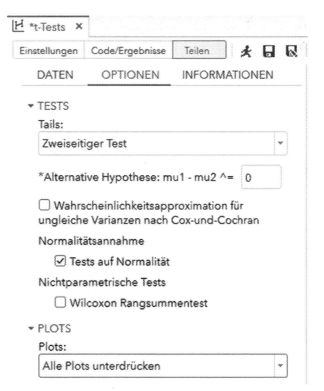

An unserem Beispieldatensatz wollen wir prüfen, ob sich der mittlere LDL-Cholesterinwert bei Patienten mit und ohne KHK unterscheidet (wir gehen für diese Berechnung von einer Normalverteilung der LDL-Werte aus).

Dafür wählen wir unter **Rollen → t-Test** den **Zweistichprobentest, LDL_Cholesterin_mg_dl** als Analysevariable und **vorhandene_KHK** als Gruppenvariable (hier dürfen in der Variable nur zwei Ausprägungen vorhanden sein).

Wir testen zweiseitig, d. h. unsere Nullhypothese lautet: die Differenz der Mittelwerte ist genau 0, dagegen lautet unsere Alternativhypothese: die Differenz der Mittelwerte ist ungleich 0.

Bei einem einseitigen Test würde die Nullhypothese lauten: die Differenz der Mittelwerte ist größer 0 (oder ist kleiner 0), die Alternativhypothese wäre genau das Gegenteil. Einseitig sollte man nur testen, wenn dies schon im Studienplan, also vor Kenntnis der Daten, vorgesehen ist.

Nach Bestätigung unserer Eingabe erhalten wir das folgende Ergebnis des t-Tests für unabhängige Stichproben (◘ Abb. 7.8):

Wir gehen von ungleichen Varianzen aus, da dies die allgemeinere Testversion ist. Deshalb schauen wir in unserem Output in der Zeile von **Varianzen Ungleich.** Dies ist der sogenannte Welch-Test.

7

Variable: LDL_Cholesterin_mg_dl {LDL_Cholesterin_mg_dl}

vorhandene_KHK	Methode	N	Mittelwert	Std.abw.	Std.fehler	Minimum	Maximum
0		86	155.5	36.1636	3.8996	84.0000	279.0
1		202	177.5	42.2049	2.9695	90.0000	346.0
Diff (1-2)	Gepoolt		-22.0728	40.5036	5.2151		
Diff (1-2)	Satterthwaite		-22.0728		4.9015		

vorhandene_KHK	Methode	Mittelwert	95% CL Mittelwert		Std.abw.	95% CL Std.abw	
0		155.5	147.7	163.2	36.1636	31.4493	42.5536
1		177.5	171.7	183.4	42.2049	38.4515	46.7767
Diff (1-2)	Gepoolt	-22.0728	-32.3377	-11.8079	40.5036	37.4389	44.1191
Diff (1-2)	Satterthwaite	-22.0728	-31.7426	-12.4029			

Methode	Varianzen	DF	t-Wert	Pr > |t|
Gepoolt	Gleich	286	-4.23	<.0001
Satterthwaite	Ungleich	185.75	-4.50	<.0001

Gleichheit der Varianzen				
Methode	Num DF	Den DF	F-Wert	Pr > F
Folded F	201	85	1.36	0.1045

◘ **Abb. 7.8**   Ergebnis für t-Test

Es gibt einen Test zum Vergleich der Varianzen, den sogenannten F-Test. Dieser testet, ob sich zwei Stichproben hinsichtlich ihrer Varianzen wesentlich unterscheiden. Auf diesen Test wollen wir hier aber nicht näher eingehen, sondern verweisen auf die Literaturangaben im Anhang (Abschn. A.7).

Der niedrige p-Wert weist darauf hin, dass der mittlere LDL-Cholesterinwert bei Patienten mit und ohne KHK, mit einer Irrtumswahrscheinlichkeit von kleiner als 0,0001, deutlich unterschiedlich ist. Wenn wir die Mittelwerte der beiden Gruppen betrachten, sehen wir, dass sich diese um etwa 22 mg/dl unterscheiden (155 zu 177 mg/dl). Und auch das Konfidenzintervall, das von $-31,7426$ bis $-12,4029$ geht, schließt die 0 nicht mit ein. Man kann die Nullhypothese also ablehnen und wählt die Alternativhypothese.

7.2.1.2 Mehrgruppenvergleiche

Nicht selten gibt es Situationen, in denen man mehr als zwei Gruppen miteinander vergleichen möchte. Dafür gibt es Methoden, die als eine Verallgemeinerung des t-Tests für unabhängige Stichproben anzusehen sind.

Bei unabhängigen Gruppen ist die einfaktorielle Varianzanalyse das geeignete Verfahren. Diese *One Way ANOVA* (ANOVA = Analysis of Variance) ist unter **Tasks → Statistiken → Einfache ANOVA** zu finden. Dabei wird als Nullhypothese geprüft, ob alle Mittelwerte gleich sind gegenüber der Alternativhypothese, nach der sich mindestens einer der Mittelwerte von den anderen unterscheidet. Muss die Nullhypothese verworfen werden (signifikanter Test), ist also noch nicht klar, welche Mittelwerte sich signifikant unterscheiden. Dazu gibt es multiple Vergleichstechniken, die dies testen. Beispiele solcher Vergleichstechniken sind der Tukey-Test, der Bonferroni-Test und der Scheffé-Test, auf diese Tests wollen wir aber nicht näher eingehen (s. Abschn. A.7). Um eine dieser Vergleichstechniken anzufordern, müsste man sie unter **Optionen** anfordern.

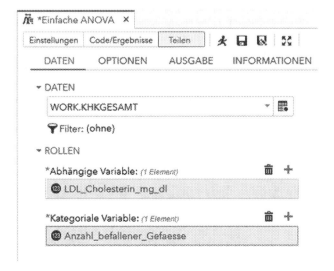

◘ Abb. 7.9 Variablenauswahl

Klassifizierungsausprägungsinformationen		
Klasse	Levels	Werte
Anzahl_befallener_Gefaesse	6	1 2 3 4 5 6

Anzahl gelesener Beobachtungen	291
Anzahl verwendeter Beobachtungen	170

Abhängige Variable: LDL_Cholesterin_mg_dl LDL_Cholesterin_mg_dl

Quelle	DF	Quadratsumme	Mittleres Quadrat	F-Wert	Pr > F
Modell	5	8905.2567	1781.0513	0.99	0.4261
Error	164	295290.6492	1800.5527		
Korrigierte Summe	169	304195.9059			

◘ Abb. 7.10   Ergebnis für ANOVA

Als Beispiel wird hier untersucht, wie sich die LDL-Mittelwerte verhalten, wenn man das Patientenkollektiv bzgl. der Anzahl befallener Koronararterien aufteilt. Wir wählen also die zu vergleichende Variable LDL-Cholesterin als **Abhängige Variable** und Anzahl befallener Gefäße als **Kategoriale Variable.** Insgesamt sind so 6 Gruppen zu vergleichen (◘ Abb. 7.9).

Der Output liefert unter anderem die angeforderten Werte (siehe nächste Abbildung), wobei noch viele andere statistische Kenngrößen der Varianzanalyse dargestellt werden. Die Meldung bzgl. 291 gelesene Beobachtungen und 170 verwendete Beobachtungen bedeutet, dass nur 170 Beobachtungen ausgewertet wurden. Das kommt daher, dass 121 Patienten, darunter auch Patienten ohne KHK, keinen Eintrag in der Spalte Anzahl befallener Gefäße haben.

Ob sich die LDL-Mittelwerte in den Gruppen nach Anzahl befallener Gefäße (Spalte unter **Mittleres Quadrat**) unterscheiden, gibt der p-Wert, der unter **Pr > F** steht, an. Dieser Wert liegt mit 0,4261 weit über dem von uns festgelegten Signifikanzniveau von 5 % und somit kann mit den vorliegenden Daten nicht nachgewiesen werden, dass sich die Mittelwerte signifikant unterscheiden. Unter der ANOVA wird noch eine deskriptive Statistik mit LDL-Mittelwerten und Standardabweichungen, sowie der Anzahl an Patienten pro „Gefäßgruppe" ausgegeben (◘ Abb. 7.10 und 7.11).

7.2.2 Nicht-normalverteilte Variablen mit Wilcoxon-Test

Für den Vergleich von Lagemaßen unabhängiger Gruppen in der Situation, dass die zu untersuchende Variable nicht normalverteilt ist (s. Abschn. 4.5), werden hier der Zwei-Stichproben-Wilcoxon-Test bei zwei zu vergleichenden Gruppen und der Kruskal-Wallis-Test für den Mehrgruppenvergleich angegeben. Den Wilcoxon-Test findet

Ausprägung von Anzahl_befallener_Gefaesse	N	LDL_Cholesterin_mg_dl	
		Mittelwert	Std.abw.
1	32	168.656250	41.4235474
2	42	172.952381	47.7457455
3	53	183.716981	45.9093494
4	31	169.064516	31.4239139
5	10	163.600000	22.3815400
6	2	150.500000	70.0035713

◘ Abb. 7.11 Mittelwertvergleich in einfacher ANOVA

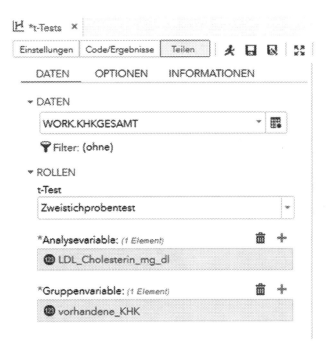

◘ Abb. 7.12 Variablenauswahl

man als Option des t-Tests unter **Tasks → Statistiken → t-Test** und dann unter **Optionen** einen Haken bei **Wilcoxon Rangsummentest** setzen. Der Kruskal-Wallis-Test erscheint automatisch zusätzlich in der Ausgabe.

Da der Wilcoxon-Test der Spezialfall des Kruskal-Wallis-Test ist, werden wir hier nur den 2 Gruppenvergleich für LDL-Cholesterin zwischen den KHK-Erkrankten und den Nichterkrankten beschreiben.

Es gelten dieselben Hypothesen wie beim beschriebenen t-Test für unabhängige Stichproben (s. Abschn. 7.2.1.1). Hier wird lediglich der Median statt des Mittelwertes zur Deskription benutzt. Wir wählen also wieder als **Analysevariable LDL_Cholesterin_ mg_dl** und als **Gruppenvariable vorhandene_KHK** (◘ Abb. 7.12 und 7.13).

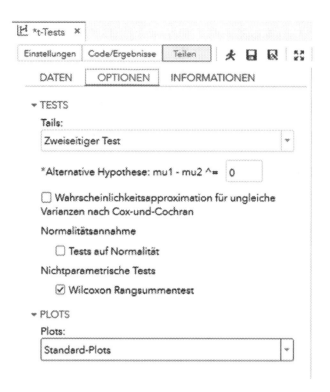

◘ Abb. 7.13 Optionen

Nach Ausführen des generierten Codes erscheint folgender Output, der unter anderem den p-Wert (<0,0001) angibt. Auch beim Kruskal-Wallis-Test ist der p-Wert kleiner 0,0001. Das heißt, wir können die Nullhypothese ablehnen (◘ Abb. 7.14).

Wilcoxon-Scorewerte (Rangsummen) für Variable LDL_Cholesterin_mg_dl Klassifiziert nach Variable vorhandene_KHK					
vorhandene_KHK	N	Summe Scorewerte	Erwartet unter H0	Std.abw unter H0	Mittlerer Scorewert
1	202	31859.0	29189.0	646.780581	157.717822
0	86	9757.0	12427.0	646.780581	113.453488
Für gleiche Werte wurden durchschnittliche Scorewerte verwendet.					

Wilcoxon Zwei-Stichprobentest	
Statistik	9757.0000
Normale Approximation	
Z	-4.1274
Einseitige Pr < Z	<.0001
Zweiseitige Pr > |Z|	<.0001
t-Approximation	
Einseitige Pr < Z	<.0001
Zweiseitige Pr > |Z|	<.0001
Z enthält eine Kontinuitätskorrektur von 0,5.	

Kruskal-Wallis-Test	
Chi-Quadrat	17.0415
DF	1
Pr > Chi-Quadrat	<.0001

Abb. 7.14 Ergebnis Wilcoxon-Rangsummentest

Statistische Tests für abhängige Beobachtungen

© Springer-Verlag GmbH Deutschland, ein Teil von Springer Nature 2019
G. Büchele, M. Rehm, R. Muche, *Medizinische Statistik mit SAS Studio unter SODA*,
https://doi.org/10.1007/978-3-662-59283-0_8

Auf Vorbemerkungen allgemeiner Art kann in diesem Kapitel weitgehend verzichtet werden. Diese finden sich hauptsächlich im ▶ Kap. 4: Einführung in statistische Tests, Voraussetzung der Normalverteilung, Bemerkungen zu nichtparametrischen Verfahren (▶ Abschn. 4.5) und Unterscheidung von unabhängigen und abhängigen Daten (▶ Abschn. 4.6). Voraussetzung für die folgenden Tests ist die Abhängigkeit der Daten, d. h. dass die zu vergleichenden Beobachtungen jeweils von derselben Untersuchungseinheit (in der Medizin meist ein Patient) stammen. Für den Vergleich von zwei qualitativen bzw. diskreten abhängigen Merkmalen wird im ▶ Abschn. 8.1 der McNemar-Test vorgestellt. Für den Vergleich von stetigen abhängigen Variablen gibt es den t-Test für gepaarte Stichproben, sofern Normalverteilung für die zu untersuchenden Variablen vorausgesetzt werden kann (▶ Abschn. 8.2.1). Kann nicht von Normalverteilung ausgegangen werden, gibt es für die Untersuchung derselben Situation den Wilcoxon-Test für Wertepaare (▶ Abschn. 8.2.2).

8.1 Qualitative bzw. diskrete Variablen

8

Im Folgenden soll die Übereinstimmung bzw. Veränderung von zwei abhängigen, diskreten Variablen überprüft werden. Da unser Beispieldatensatz für eine solche Fragestellung keine passenden Daten bietet, erstellen wir uns zur Veranschaulichung einen kleinen, künstlichen Datensatz. Siehe dazu ▶ Abschn. 2.1 Manuelle Dateneingabe in Excel.

Als Beispiel soll der Vergleich zweier diagnostischer Verfahren dienen. Der Zusammenhang zwischen einem Bluttest und der Röntgenuntersuchung soll untersucht werden. Dabei sollen die Variablen **Bluttest** und **Röntgen** jeweils nur die Ausprägungen positiv und negativ haben.

Die Kombination der beiden Variablen definiert eine Vierfeldertafel. Eine Vierfeldertafel ist eine 2×2 Kreuztabelle.

Somit erstellen wir zunächst diese Vierfeldertafel wie in ▶ Abschn. 6.1.1, indem wir **Tasks → Statistiken → Tabellenanalyse** aufrufen und **Röntgen** als Zeilen- und **Bluttest** als Spaltenvariable auswählen.

Unter **Ergebnisse** erscheint dann die folgende Vierfeldertafel (◘ Abb. 8.1).

Sollen dichotome (zwei Ausprägungen) Variablen in abhängigen Stichproben geprüft werden, so kann der McNemar-Test verwendet werden, der einem χ^2-Test für verbundene Stichproben entspricht. Um den McNemar-Test durchzuführen, setzten wir unter **Optionen** bei dem Punkt **Statistiken → Übereinstimmungsmaß (für quadratische Tabellen)** einen Haken und führen das Programm erneut aus (◘ Abb. 8.2).

Häufigkeit	Tabelle von Röntgen nach Bluttest		
	Bluttest(Bluttest)		
Röntgen(Röntgen)	negativ	positiv	Summe
negativ	43	6	49
positiv	8	22	30
Summe	51	28	79

◘ Abb. 8.1   Kreuztabelle

DATEN   OPTIONEN   INFORMATIONEN

‣ PLOTS

‣ HÄUFIGKEITSTABELLE

▾ STATISTIKEN

☑ Chi-Quadrat-Statistiken

☐ Assoziationsmaße

☐ Cochran-Mantel-Haenszel-Statistiken

☑ Übereinstimmungsmaß (für quadratische Tabellen)

☐ Odds Ratio und relatives Risiko (für 2x2-Tabellen)

☐ Binomiale Proportionen und Risikodifferenzen (für 2x2-Tabellen)

‣ Exakter Test

‣ DETAILS

◨ **Abb. 8.2** Optionen

Man erhält unter **Ergebnisse** den folgenden Output. Der McNemar-Test liefert uns den p-Wert **(Pr > ChiSq)** von **0,593,** welcher bedeutet, dass es keine statistisch signifikante Abweichung zwischen den beiden diagnostischen Verfahren **Bluttest** und **Röntgen** gibt. Ein Maß dafür, wie gut die beiden diagnostischen Verfahren übereinstimmen, ist der **Kappa-Koeffizient**, der eine zufallskorrigierte Übereinstimmung bestimmt. Dieser Koeffizient kann Werte zwischen 0 und 1 annehmen, wobei bei 0 keine und bei 1 eine absolute Übereinstimmung zwischen den abhängigen Werten existiert. In diesem Fall beträgt der Kappa-Wert **0,6189,** die Übereinstimmung ist demnach allerdings nicht so hoch, dass ein diagnostisches Verfahren das andere ersetzen könnte (◨ Abb. 8.3).

Test von McNemar		
Chi-Quadrat	**DF**	**Pr > ChiSq**
0.2857	1	0.5930

Einfacher Kappa-Koeffizient			
Schätzer	**Standard Fehler**	**95% Konfidenzgrenzen**	
0.6189	0.0917	0.4392	0.7986

◨ **Abb. 8.3** Ergebnis McNemar-Test und Kappa-Koeffizient

8.2 Stetige Variablen

Um stetige abhängige Variablen untersuchen zu können, führen wir in diesem Kapitel die neue Variable **Chol_Summe** ein. Diese neue Variable soll die rechnerische Summe der einzelnen Lipoproteine (LDL-Cholesterin, HDL-Cholesterin, VLDL-Cholesterin) sein:

> **Chol_Summe=LDL_Cholesterin_mg_dl+HDL_Cholesterin_mg_dl+VLDL_Choles-terin_mg_dl**

In Excel wird eine neue Spalte hinter **HDL_Cholesterin_mg_dl** mit dem Namen **Chol_Summe** eingefügt (▸ Abschn. 3.4.1), dann wird in die zweite Zeile dieser Spalte folgende Formel eingegeben:

> **=N2+P2+Q2**

wobei N2, P2 und Q2 jeweils für die Spalten der Lipoproteine (LDL-, VLDL- und HDL-Cholesterin) stehen (◘ Abb. 8.4).

Nachdem die Formel für die gesamte Spalte wirksam gemacht wurde, gibt es nun für jeden Patienten zwei Cholesterinmesswerte, nämlich einmal das labortechnisch gemessene **Gesamtcholesterin_mg_dl** und unsere, aus anderen Messparametern berechnete **Chol_Summe**. Der Datensatz wird gespeichert und an SAS Studio übertragen (▸ Abschn. 2.3). Anhand dieser Variablen werden wir Beispiele für die Analysen abhängiger stetiger Daten zeigen.

Diese neue Variable kann auch in SAS Studio mittels Eingabe von Programm-Code, wie beschrieben unter ▸ Abschn. 3.4.2 Variablen hinzufügen mit SAS Studio, erstellt werden.

8.2.1 Normalverteilte Variablen

Für unser erstes Beispiel gehen wir davon aus, dass die Variablen **Gesamtcholesterin_mg_dl** und **Chol_Summe** normalverteilt sind. Aufgrund unterschiedlicher Messmethoden bei den Variablen **LDL-, HDL-, VLDL-** und der Variable **Gesamtcholesterin_mg_dl** kann es zu unterschiedlichen Messergebnissen kommen. Es soll nun mit dem **t-Test für gepaarte Stichproben** untersucht werden, ob der Mittelwert der Differenzen zwischen den beiden Variablen **Gesamtcholesterin_mg_dl** und **Chol_Summe** Null ist (gleichbedeutend mit durchschnittlicher Gleichheit der Messwerte in den Wertepaaren) oder ob sich der Unterschied signifikant von Null unterscheidet. Dazu wählen wir **Tasks→ Statistiken→ t-Tests**.

SUMME ▾	:	✕ ✓ *fx*	=N2+P2+Q2	
⊿	N	O	P	Q	R
1	LDL_Cholesterin_mg_dl	LDL_Klassen	VLDL_Cholesterin_mg_dl	HDL_Cholesterin_mg_dl	Chol_Summe
2	227	5	22	55	=N2+P2+Q2
3	230	5	17	55	
4	208	5	75	37	
5	160	3	21	50	
6	191	5	34	54	

◘ **Abb. 8.4** Definition Gesamtcholesterin in Excel

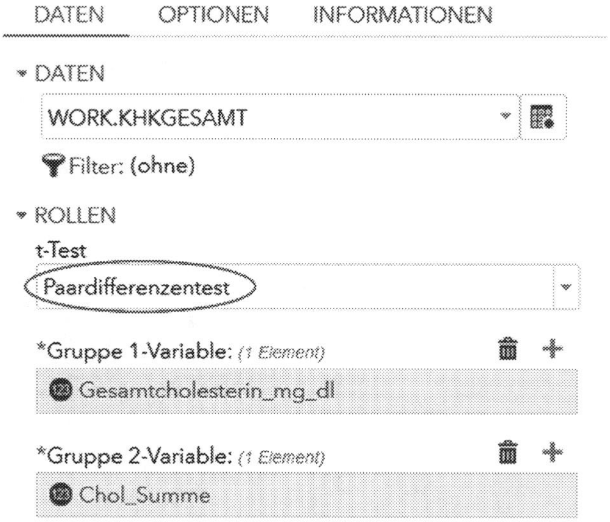

Abb. 8.5 Variablenauswahl

Für diese Auswertung werden die zwei Variablen **Gesamtcholesterin_mg_dl** und **Chol_Summe** ausgewählt. Bei dem Punkt **Daten → Rollen → t-Test** wählen wie die Option **Paardifferenzentest.** Die Voreinstellungen unter **Optionen** werden übernommen, da wir einen zweiseitigen Test durchführen und unsere H0-Hypothese lautet:

Die Differenz zwischen **Gesamtcholesterin_mg_dl** und **Chol_Summe** unterscheiden sich nicht von Null (**⬛** Abb. 8.5).

Der Output erscheint unter **Ergebnisse.** Der p-Wert (**Pr > |t|**) von **0,1114** liegt über dem von uns vorgegebenen zweiseitigen Signifikanzniveau von 0,05 (= 5 %). Damit zeigt das Testergebnis keinen statistisch signifikanten Unterschied zwischen den beiden Messwerten für Gesamtcholesterin.

Zusätzlich zum Ergebnis des t-Tests für gepaarte Stichproben wird ein 95 %-Konfidenzintervall (▶ Abschn. 4.5) **(95 % CL Mittelwert)** für die mittlere Differenz ausgegeben. Dieses Intervall besagt hier, dass der mittlere Unterschied mit 95 %iger Wahrscheinlichkeit zwischen -0,6521 und 0,068 liegt. Die Hypothese gleicher Werte ist gleichbedeutend mit einem mittleren Unterschied von 0. Dieser Wert ist im Konfidenzintervall enthalten, was zu dem nicht signifikanten p-Wert passt (**⬛** Abb. 8.6).

Hinweis

Diesen Test kann man auch als Ein-Stichproben-Test durchführen, wenn man zuvor eine neue Variable Chol_Diff (= Gesamtcholesterin_mg_dl – Chol_Summe) einführt (s. auch ▶ Kap. 9). Die Erzeugung dieser Variablen ist auch deswegen anzuraten, um im Rahmen der deskriptiven Statistik zu zeigen, wie sich die Differenzen zwischen den Messwerten verteilen, z. B. anhand eines Histogramms.

Differenz: Gesamtcholesterin_mg_dl - Chol_Summe

N	Mittelwert	Std.abw.	Std.fehler	Minimum	Maximum
291	-0.2921	3.1207	0.1829	-32.0000	32.0000

Mittelwert	95% CL Mittelwert		Std.abw.	95% CL Std.abw	
-0.2921	-0.6521	0.0680	3.1207	2.8860	3.3971

DF	t-Wert	Pr > |t|
290	-1.60	0.1114

8

◘ **Abb. 8.6**   Ergebnis

8.2.2 Nicht-normalverteilte Variablen

Gehen wir nun in einem nächsten Beispiel davon aus, dass unsere abhängigen Variablen nicht normalverteilt sind, so kann der **gepaarte Wilcoxon-Test,** ein nichtparametrischer Rangtest, angewendet werden. Die Nullhypothese beim gepaarten Wilcoxon-Test lautet: Die Differenzen zwischen **Gesamtcholesterin_mg_dl** und **Chol_Summe** unterscheiden sich nicht von Null. Um die Variablen **Gesamtcholesterin_mg_dl** und **Chol_Summe** mit dem gepaarten Wilcoxon-Test zu untersuchen, setzten wir beim gepaarten t-Test (▶ Abschn. 8.2.1) einfach einen Haken bei dem Punkt **Optionen → Tests → Vorzeichentest und Wilcoxon-Signed-Rank-Test** (◘ Abb. 8.7).

Auch hier testen wir zweiseitig.

Nach dem Ausführen erhalten wir einen entsprechenden Output unter **Ergebnisse** ganz unten (◘ Abb. 8.8).

Der gepaarte Wilcoxon-Test liefert uns den p-Wert **0,0002,** was bedeutet, dass die Nullhypothese (Differenzen zwischen Gesamtcholesterin und Chol-Summe unterscheiden sich nicht von Null), abzulehnen ist. Dies steht im Widerspruch zur Auswertung mit dem t-Test im ▶ Abschn. 8.2.1. Eine genauere Betrachtung der Voraussetzungen der Tests mit deskriptiven Analysen wäre jetzt angebracht, um zu entscheiden, welcher Test zu benutzen ist.

Hinweis

Der Wilcoxon-Test testet nicht nur den medianen Unterschied, sondern auch, ob Unterschiede in der gesamten Verteilung vorliegen. Deshalb wäre es hier sinnvoll, die Histogramme beider Variablen zu vergleichen, um ein signifikantes Ergebnis besser interpretieren zu können.

DATEN   OPTIONEN   INFORMATIONEN

▾ TESTS

Tails:

Zweiseitiger Test   ▾

*Alternative Hypothese: mu1 - mu2 ^= $\boxed{0}$

Normalitätsannahme

☑ Tests auf Normalität

Nichtparametrische Tests

☑ Vorzeichentest und Wilcoxon-Signed-Rank-Test

▸ PLOTS

◻ **Abb. 8.7**   Optionen

Variable: _Difference_ (Difference: Gesamtcholesterin_mg_dl - Chol_Summe)

Tests auf Lageparameter: Mu0=0				
Test		**Statistik**	**p-Wert**	
Studentsches t	t	-1.59671	Pr > |t|	0.1114
Vorzeichen	M	-20.5	Pr >= |M|	<.0001
Vorzeichen-Rang	S	-951.5	Pr >= |S|	0.0002

◻ **Abb. 8.8**   Ergebnis der Tests

Einstichprobentests und Konfidenzintervalle

© Springer-Verlag GmbH Deutschland, ein Teil von Springer Nature 2019
G. Büchele, M. Rehm, R. Muche, *Medizinische Statistik mit SAS Studio unter SODA*,
https://doi.org/10.1007/978-3-662-59283-0_9

In diesem Kapitel werden zwei statistische Konzepte vorgestellt. Das sind einmal die Einstichprobentests, mit denen statistische Kenngrößen einer Variablen mit vorgegebenen Werten (z. B. aus der Literatur) verglichen werden können. Solche Tests sind z. B. in der Qualitätskontrolle wichtig, in der Stichprobenwerte mit Angaben des Herstellers verglichen werden müssen. Auch in der Klinischen Chemie im Labor sind in Ringversuchen Messwerte mit einem vorgegebenen Wert einer Standardprobe zu vergleichen. SAS Studio ermöglicht solche Vergleiche für Anteile und Proportionen als Kenngröße qualitativer bzw. diskreter Variablen (▶ Abschn. 9.1) sowie für Mittelwerte bei stetigen normalverteilten Variablen (▶ Abschn. 9.2). Außerdem gibt es einen Einstichprobentest für Varianzen, der hier aber nicht erläutert wird. Daneben lassen sich auch Konfidenzintervalle (s. ▶ Abschn. 4.5) für diese statistischen Kenngrößen (Proportion, Mittelwert, Varianz) berechnen. Entsprechend der Einstichprobentests findet man ein Konfidenzintervall für eine Proportion im ▶ Abschn. 9.1 und ein Konfidenzintervall für einen Mittelwert im ▶ Abschn. 9.2.

9.1 Qualitative bzw. diskrete Variablen

Als Beispiel soll in unserem Datensatz geprüft werden, ob unser Anteil KHK-Kranker mit dem Anteil einer fiktiven Vergleichsstudie übereinstimmt (dort beträgt er 65 %) oder ob er sich, ausgehend von einem zweiseitigen Signifikanzniveau von $\alpha = 5$ %, davon unterscheidet. Wir benötigen also für die folgende Auswertung nur den Anteil der KHK-Erkrankten. Auf der SAS-Oberfläche wird unter **Tasks → Statistiken → Einfache Häufigkeiten** ein geeigneter Test angeboten.

Wir wählen also **vorhandene_KHK** als unsere Analysevariable. Unter **Optionen → Statistiken → Binominale Proportion** wird jetzt ein Haken bei **Asymptotischer Test** gesetzt. Als Nullhypothese wählen wir wie oben vorgegeben **0,65**.

Da wir den Anteil der KHK-Erkrankten, welcher mit 1 kodiert ist, untersuchen wollen, müssen wir unter **Häufigkeiten und Prozentwerte → Zeilenwertreihenfolge → Häufigkeit absteigend** auswählen. Weil der Anteil an KHK-erkrankten Patienten größer ist, als der der Patienten ohne und wir dadurch auf unseren gewünschten Anteil zugreifen können. Wenn wir hingegen den Anteil der Nicht-KHK-Erkrankten untersuchen wollen würden, müsste bei **Zeilenwertreihenfolge → Formatierter Wert** ausgewählt werden, da 0 immer vor 1 kommt (◘ Abb. 9.1).

Der so erzeugte Output (s. nächste Abbildung) zeigt unter anderem, dass der p-Wert (**Pr > |Z|**) für den Vergleich des berechneten Anteils KHK-Erkrankter von 70,14 % mit dem Literaturwert von 65 % mit **p = 0,0675** (wir betrachten den p-Wert für den zweiseitigen Test) knapp über unserem Signifikanzniveau von 5 % liegt. Demnach kann nicht von einem signifikanten Unterschied gesprochen werden. Das 95 %-Konfidenzintervall für den Anteil KHK-Erkrankter in unserer Stichprobe (70,14 %) reicht von 64,61 % bis 75,14 %. Es besagt, dass mit 95 %iger Wahrscheinlichkeit in diesem Intervall der wahre Anteil KHK-Kranker unserer Grundgesamtheit zu erwarten ist. Dass unser Vergleichswert von 65 % gerade noch innerhalb des 95 %-Konfidenzintervalls liegt, spiegelt unser knapp nicht signifikantes Testergebnis wieder (◘ Abb. 9.2).

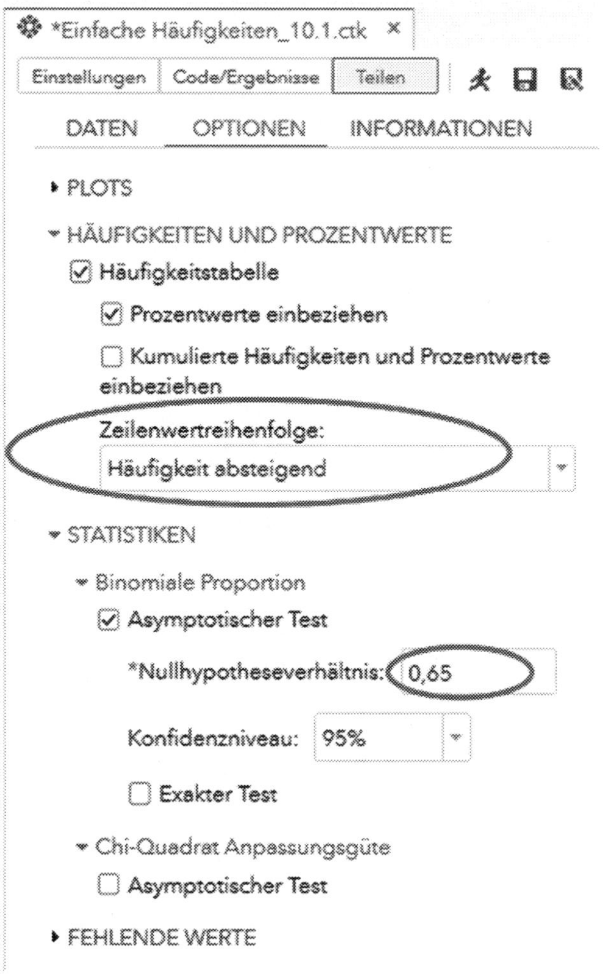

◘ Abb. 9.1 Optionen

9.2 Stetige Variablen

In den nächsten beiden Kapiteln werden Tests vorgestellt, um Mittelwert- bzw. Median mit vorgegebenen Werten vergleichen zu können. Es wird unterschieden, ob die Messwerte normalverteilt sind oder nicht. Für normalverteilte Variablen wird der t-Test für eine Stichprobe im ► Abschn. 9.2.1 und für nicht-normalverteile Variablen der Einstichproben Wilcoxon-Test im ► Abschn. 9.2.2 vorgestellt.

9.2.1 Normalverteilte Variablen

Unter den Menüpunkten **Tasks → Statistiken → t-Test** wird bei t-Test der **Einstichprobentest** gewählt. In unserem Beispieldatensatz wollen wir untersuchen, ob sich das

Die Prozedur FREQ

vorhandene KHK		
vorhandene_KHK	**Häufigkeit**	**Prozent**
1	202	70.14
0	86	29.86
Frequency Missing = 3		

Binomialverhältnis	
vorhandene_KHK = 1	
Verhältnis	0.7014
ASE	0.0270

Konfidenzgrenzen für die binomiale Proportion		
Proportion = 0.7014		
Typ	**95% Konfidenzgrenzen**	
Agresti-Coull	0.6461	0.7514
Clopper-Pearson (Exact)	0.6449	0.7537
Jeffreys	0.6467	0.7520
Wald	0.6485	0.7542
Wilson	0.6462	0.7513

Test von H0: Verhältnis = 0.65	
ASE unter H0	0.0281
Z	1.8284
Einseitige Pr > Z	0.0337
Zweiseitige Pr > |Z|	0.0675

Effektive Stichprobengröße = 288
Häufigkeit Fehlende = 3

◘ **Abb. 9.2**   Ergebnis

durchschnittliche LDL-Cholesterin auf einem Niveau von 5 % signifikant von einem fiktiven Vergleichsmittelwert von 150 mg/dl unterscheidet. Als Variable ist **LDL-Cholesterin_mg_dl** auszuwählen. Unter **Optionen** tragen wir als **Alternative Hypothese mu ^= 150** ein. Ansonsten behalten wir die Voreinstellungen bei und testen somit wieder zweiseitig mit der Nullhypothese, dass sich der berechnete Mittelwert aus den Daten nicht von 150 mg/dl unterscheidet. Zusätzlich wird noch ein 95 %-Konfidenzintervall mit ausgegeben (◘ Abb. 9.3 und 9.4).

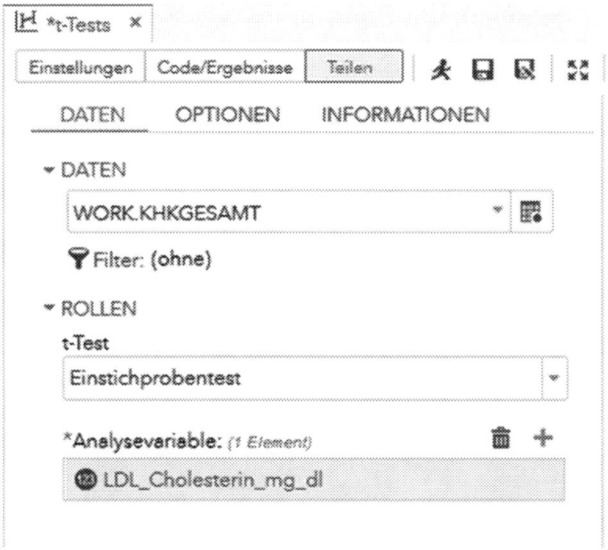

Abb. 9.3 Variablenauswahl

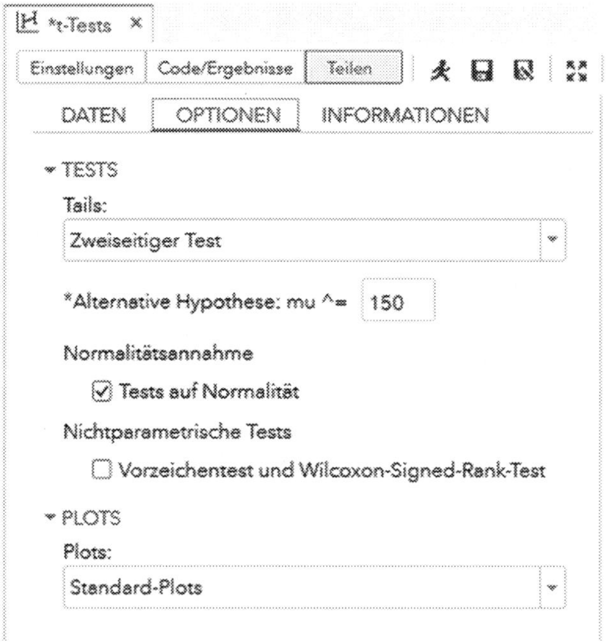

Abb. 9.4 Optionen

Im Output wird der durchschnittliche LDL-Cholesterinwert, der 171,3 mg/dl beträgt, ausgegeben. Der t-Test, ob sich dieser Wert von 150 unterscheidet, wird mit einem p-Wert, der kleiner als 0,0001 ist, signifikant. Das heißt, dass sich unser errechneter LDL-Mittelwert von 150 mg/dl statistisch signifikant unterscheidet (bei einem

Variable: LDL_Cholesterin_mg_dl (LDL-Cholesterin mg/dl)

N	Mittelwert	Std.abw.	Std.fehler	Minimum	Maximum
291	171.3	42.0397	2.4844	84.0000	346.0

Mittelwert	95% CL Mittelwert		Std.abw.	95% CL Std.abw	
171.3	166.5	176.2	42.0397	38.8791	45.7841

DF	t-Wert	Pr > |t|
290	8.66	<.0001

Abb. 9.5 Ergebnis

zweiseitigen Signifikanzniveau von 5 %). Dieses Ergebnis spiegelt das 95 %-Konfidenz-intervall wieder. Es besagt, dass der wahre durchschnittliche LDL-Cholesterinwert unserer Studiengrundgesamtheit mit 95 %iger Wahrscheinlichkeit zwischen 166,5 und 176,2 mg/dl liegt. Unser Vergleichswert von 150 mg/dl ist also nicht mit eingeschlossen (Abb. 9.5).

9.2.2 Nicht-normalverteilte Variablen

Der **Einstichproben Wilcoxon-Test** befindet sich wie bereits der Zweistichproben Wilcoxon-Test als Option beim t-Test. Man wählt also unter **Tasks → Statistiken → t-Test** den **Einstichprobentest.** In unserem Beispiel haben wir wieder **LDL_Cholesterin** als **Analyse-variable** gewählt. Unter **Optionen** wird jetzt ein Haken bei **Vorzeichentest und Wilcoxon-Signed-Rank-Test** gesetzt und für unsere **Alternativ Hypothese** wird **mu^=150** eingegeben. (Abb. 9.6 und 9.7).

Durch Ausführung des Codes erhält man die unten angegebene Tabelle. Der Einstichproben Wilcoxon-Test bzgl. der Frage, ob sich dieser Wert von 150 unterscheidet, wird mit einem p-Wert von kleiner als 0,0001 signifikant, das heißt, dass sich unser errechneter LDL-Median von 150 mg/dl statistisch signifikant unterscheidet (bei einem zweiseitigen Signifikanzniveau von 5 %) (Abb. 9.8).

▫ Abb. 9.6   Variablenauswahl

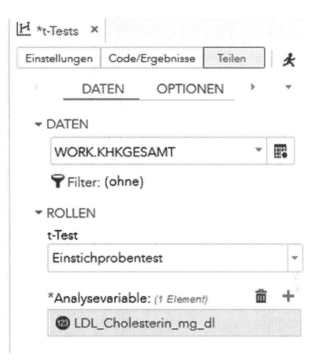

▫ Abb. 9.7   Optionen

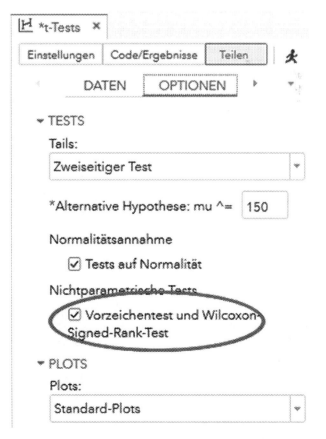

Variable: LDL_Cholesterin_mg_dl (LDL-Cholesterin mg/dl)

Tests auf Lageparameter: Mu0=150				
Test		Statistik	p-Wert	
Studentsches t	t	8.856556	Pr > |t|	<.0001
Vorzeichen	M	50.5	Pr >= |M|	<.0001
Vorzeichen-Rang	S	10802.5	Pr >= |S|	<.0001

◘ **Abb. 9.8**   Ergebnis

Überlebenszeitanalyse

© Springer-Verlag GmbH Deutschland, ein Teil von Springer Nature 2019
G. Büchele, M. Rehm, R. Muche, *Medizinische Statistik mit SAS Studio unter SODA*,
https://doi.org/10.1007/978-3-662-59283-0_10

In diesem Kapitel geht es um grundlegende Methoden der Überlebenszeitanalyse und zwar um die Kaplan-Meier-Überlebenskurven und -Wahrscheinlichkeiten sowie den Log-Rank-Test (für eine kurze Einführung siehe ▸ Abschn. 4.8). Im ▸ Abschn. 10.2 werden die Überlebenswahrscheinlichkeiten nach der Methode von Kaplan-Meier geschätzt und grafisch dargestellt. Des Weiteren wird in ▸ Abschn. 10.3 aufgezeigt, wie Konfidenzbereiche für den Kaplan-Meier-Schätzer und die Kaplan-Meier-Kurve ausgegeben werden können. Für den Vergleich der Überlebenszeiten von unabhängigen Gruppen kann der Log-Rank-Test eingesetzt werden. Im ▸ Abschn. 10.4 soll an einem Beispiel gezeigt werden, ob sich die Zeiten bis zum Auftreten eines Ereignisses bei zwei Patientengruppen unterscheiden. Da diese Auswertungen eine besondere Datenstruktur voraussetzen, werden die nötigen Datentransformationen in einem eigenen Kapitel (▸ Abschn. 10.1) vorangestellt, falls der Datensatz nicht schon direkt eine Überlebensvariable (▸ Abschn. 10.1.2–10.1.3) mit zugehöriger Zensierungsvariable (▸ Abschn. 10.1.1) enthält.

10.1   Datentransformation für Überlebenszeitanalysen

Die Datentransformationen zur Vorbereitung einer Überlebenszeitanalyse bedingen meist mehrere Schritte. So ist eine Zensierungsvariable zu bilden, diese soll in unserem Beispiel mit 0 kodiert werden, wenn das Ereignis bis zum Beobachtungsende nicht eingetreten ist (diese Patienten gelten als zensiert) und 1, wenn das Ereignis eingetreten ist (das sind die nicht zensierten Patienten). In ▸ Abschn. 10.1.1 wird die Einrichtung einer solchen Zensierungsvariablen beschrieben. Als zweites wird eine Variable benötigt, die die Zeit vom Beobachtungsbeginn bis zum Beobachtungsende bei den zensierten und bis zum Eintreten des Ereignisses bei den nicht zensierten Patienten enthält. Dazu wird zunächst eine Variable gebildet, die entweder das Ende der Beobachtung oder das Datum des Ereignisses enthält (▸ Abschn. 10.1.2). Schließlich wird in ▸ Abschn. 10.1.3 gezeigt, wie sich nun die Zeitvariable errechnen lässt.

10.1.1   Zensierungsvariable erzeugen

Nachdem wir in ▸ Abschn. 3.9 die beiden Datensätze KHK und MI zusammengefügt haben, steht uns nun die Variable **Infarktdatum,** die das Datum des Herzinfarktes enthält, zur Verfügung. Erlitten die Patienten keinen Infarkt, wurde kein Eintrag vorgenommen (=missing value). Die Zensierungsvariable soll nun 1 sein, wenn ein Infarkt beobachtet wurde, alle anderen Beobachtungen bekommen die Kodierung 0.

Wir erzeugen in Excel eine neue Variable **Zensierung** (s. ▸ Abschn. 3.4.1) und schreiben in die erste Zeile der neuen Spalte die folgende Formel:

=WENN(X2="";0;1)

Die Überprüfung beginnt in der Zelle X2 (Infarktdatum). Wird dort kein Eintrag gefunden (X2=""), so wird eine 0 in die entsprechende Zelle der Spalte Zensierung eingetragen. Ansonsten wird eine 1 eingetragen (◘ Abb. 10.1).

Falls nötig, ändern wir das Format der Variable in Zahl mit 0 Dezimalstellen (s. ▸ Abschn. 3.3).

Danach machen wir die Formel wie gehabt für die gesamte Spalte wirksam (s. ▸ Abschn. 3.4.1) und speichern den Datensatz.

| × | ✓ | ƒx | =WENN(X2="";0;1) |

		×	Y
	Infarktdatum	Zensierung	
50		=WENN(X2="";0;1)	
63	07.02.1993		
67	07.05.1997		
62	30.12.1995		

◙ **Abb. 10.1** Erstellen der Zensierungsvariablen

| SUMME ▾ | | × | ✓ | ƒx | =WENN(X2="";DATUM(1998;1;1);X2) |

	×	Y	Z	AA
1	Infarktdatum	Zensierung	Ende_Dat	
2			0 =WENN(X2="";DATUM(1998;1;1);X2)	
3	07.02.1993	1		
4	07.05.1997	1		
5	30.12.1995	1		

◙ **Abb. 10.2** Erstellen der Datumsvariablen für das Beobachtungsende

10.1.2 Datumsvariable ergänzen

Als Nächstes muss eine neue Variable, z. B. **Ende_Dat,** erzeugt werden, die das Ereignisdatum (hier **Infarkdatum**) oder im Fall, dass das Ereignis nicht eingetreten ist, das Ende der Beobachtung enthält. Die Variable **Ende_Dat** soll bei allen Patienten ohne Herzinfarkt den Eintrag = 01.01.1998 als fiktives Studienende für unser Beispiel enthalten. Dazu wird folgendermaßen vorgegangen.

In die erste Zeile der Spalte **Ende_Dat** schreiben wir die entsprechende Formel:

=WENN(X2="";DATUM(1998;1;1);X2)

Wird in der Zelle X2 **(Infarktdatum)** kein Eintrag gefunden, so wird in die erste Zelle der Spalte **Ende_Dat,** das Datum 01.01.1998 eingetragen. Ansonsten wird der Eintrag, der in X2 steht, eingetragen, also das entsprechende Myokardinfarktdatum (◙ Abb. 10.2).

Bevor die Formel für die gesamte Spalte wirksam gemacht wird, sollte das Format in ein Datumsformat umgewandelt werden (s. ▶ Abschn. 3.3), dann wird der Datensatz gespeichert. Somit haben wir die Variable **Ende_Dat** erzeugt, in der jeder Patient einen Datumseintrag hat und zwar entweder das Datum des Herzinfarktes oder das Beobachtungsende.

10.1.3 Zeitvariable erzeugen

Um nun eine Zeitvariable zu erzeugen, die die Beobachtungsdauer vom Angiografiedatum bis zum eingetretenen Herzinfarkt bzw. bis zum Beobachtungsende (= Studienende in unserem Beispiel) enthält, wird die Differenz zwischen dem Ereignisdatum **(Ende_Dat)** und unserem Ausgangsdatum **(Angiografiedatum)** gebildet.

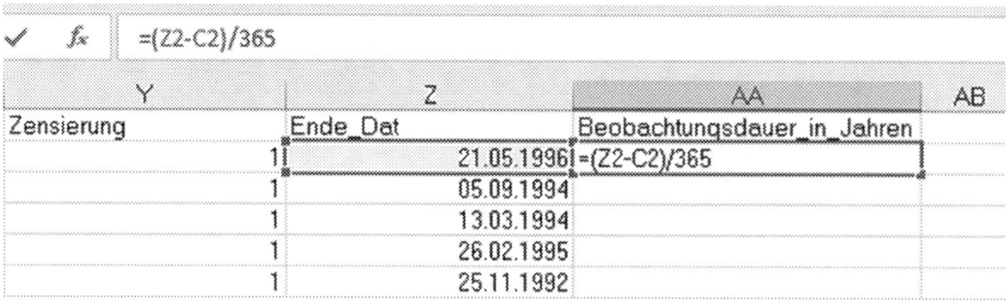

	Y	Z	AA	AB
=(Z2-C2)/365				
	Zensierung	Ende_Dat	Beobachtungsdauer_in_Jahren	
	1	21.05.1996	=(Z2-C2)/365	
	1	05.09.1994		
	1	13.03.1994		
	1	26.02.1995		
	1	25.11.1992		

■ Abb. 10.3 Erstellen der Zeitvariablen für die Beobachtungsdauer

Zunächst wird eine neue Variable **Beobachtungsdauer_in_Jahren** erzeugt, dazu benötigt man die entsprechende Formel:

=(Z2 – C2)/365

Durch 365 wird geteilt, um die Dauer in Jahren zu bekommen. Als Format wählen wir Zahl und zwar mit 2 Dezimalstellen. Das Speichern sollte nicht vergessen werden (■ Abb. 10.3).

Mit der Erzeugung der Variablen **Beobachtungsdauer_in_Jahren** ist unser Datensatz nun für Überlebenszeitanalysen vorbereitet.

10.2 Kaplan-Meier-Überlebenswahrscheinlichkeiten

Wir wollen die „Überlebenswahrscheinlichkeiten" (hier Wahrscheinlichkeit des Auftretens eines Myokardinfarktes in Abhängigkeit von der Zeit seit der Koronarangiografie) berechnen und sowohl als Liste als auch grafisch in Form einer Kaplan-Meier-Kurve ausgeben. Dafür schreiben wir ein neues Programm mit der notwendigen Syntax (■ Abb. 10.4).

Der Befehl **PROC LIFETEST** ruft die Prozedur Lifetest auf, welche den Kaplan-Meier-Schätzer und den Log-Rank-Test (► Abschn. 10.4) berechnet, sowie die Kaplan-Meier-Kurve ausgibt. Mit dem Zusatz **DATA = WORK.KHKGESAMT** übergeben wir der Prozedur unseren Datensatz **KHKGESAMT,** welcher sich in der Bibliothek **Work** befindet. In der zweiten Zeile steht der Befehl **TIME.**

Hinter diesen schreiben wir die Zeitvariable (hier **Beobachtungsdauer_in_Jahren**) * die Zensierungsvariable (hier **Zensierung**). Die Zahl in Klammern hinter der Zensierungsvariable gibt die Kodierung für die zensierten Patienten an, in unserem Fall 0 (s. ► Abschn. 10.1.1).

Mit einem Klick auf das **„Ausführen"-Symbol** starten wir das Programm.

Als Output erhält man unter Ergebnisse eine Liste mit den Überlebenswahrscheinlichkeiten zu den Zeitpunkten, an denen ein Ereignis eingetreten ist. Die Ereigniszeiten in Jahren sind ganz links unter der Überschrift **Beobachtungsdauer_in_Jahren** dokumentiert.

Unter **Überleben** stehen die Überlebenswahrscheinlichkeiten, bis zu diesem Zeitpunkt keinen Myokardinfarkt zu bekommen. **Anzahl Fehlgeschlagene** gibt an, wie viele Events bis zu diesem Zeitpunkt aufgetreten sind, und **Anzahl Restliche** wie viele Patienten noch beobachtet werden (■ Abb. 10.5).

Somit lassen sich hier Wahrscheinlichkeiten für bestimmte Zeitpunkte bestimmen, z. B. in einem halben Jahr in einem solchen Patientenkollektiv keinen Myokardinfarkt

```
CODE    LOG    ERGEBNISSE

🏃 ⏱▾  🖫 🖫 🖫  🖫 🔳 ↺ ⤿ ✔ 🗝 🖿  [Zeile #]   ⊚  ✗ ㎐ ⯈ ▣ ⛶

1  /* 11.2 Kaplan-Meier-Überlebenswahrscheinlichkeiten */
2  PROC LIFETEST DATA=WORK.KHKGESAMT;
3     TIME Beobachtungsdauer_in_Jahren*Zensierung(0);
4  RUN;
5
```

▢ **Abb. 10.4** SAS-Syntax für Kaplan-Meier-Analyse

Proc LIFETEST

Produkt-Grenze Überlebenschätzwerte

Beobachtungsdauer_in_Jahren	Überleben	Ausfall	Überlebenszeit-Standardfehler	Anzahl Fehlgeschlagene	Anzahl Restliche
0.00000	1.0000	0	0	0	291
0.01644	0.9966	0.00344	0.00343	1	290
0.03562	0.9931	0.00687	0.00484	2	289
0.06849	0.9897	0.0103	0.00592	3	288
0.08493	0.9863	0.0137	0.00683	4	287
0.10411	0.9828	0.0172	0.00762	5	286
0.12055	0.9794	0.0206	0.00833	6	285

▢ **Abb. 10.5** Überlebensschätzwerte

0.37808	0.9553	0.0447	0.0121	13	278
0.41096	0.9519	0.0481	0.0125	14	277
0.44658	0.9485	0.0515	0.0130	15	276
0.47945	0.9450	0.0550	0.0134	16	275
0.54795	0.9416	0.0584	0.0137	17	274
0.55068	0.9381	0.0619	0.0141	18	273
0.58356	0.9347	0.0653	0.0145	19	272

▢ **Abb. 10.6** Überlebenswahrscheinlichkeit nach einem halben Jahr

zu bekommen (Beobachtungsdauer in Jahren = 0,5). Dazu muss die Zeile, die vor 0,5 kommt, gelesen werden: **Beobachtungsdauer_in_Jahren** = 0,4795, **Überleben** = 0,945 (▢ Abb. 10.6).

Die Grafik mit der Kaplan-Meier-Kurve erscheint ebenfalls unter Ergebnisse und hat folgendes Aussehen (▢ Abb. 10.7).

10.3 Konfidenzbereich um Kaplan-Meier-Schätzung

Möchte man sich noch Konfidenzbereiche um die Kaplan-Meier-Kurve ausgeben lassen, ergänzt man das Programm aus ▶ Abschn. 10.2 in der ersten Zeile mit den Zusätzen **PLOTS = SURVIVAL(CL)**, damit das Konfidenzintervall zusammen mit der Kaplan-Meier-Kurve in einer Grafik angezeigt wird, und **CONFTYPE = LOG**, da wir das log-transformierte Konfidenzintervall benutzen wollen. Danach führt man das Programm mit einem Klick auf **„Ausführen"** aus (▢ Abb. 10.8).

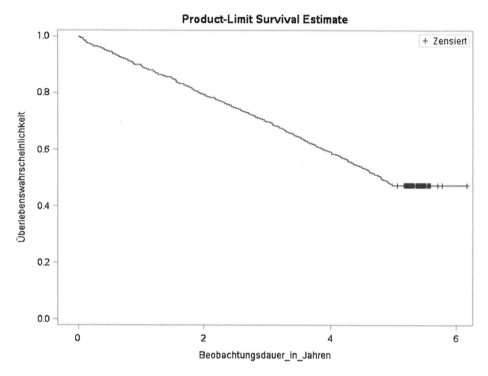

◻ Abb. 10.7   Kaplan-Meier-Kurve

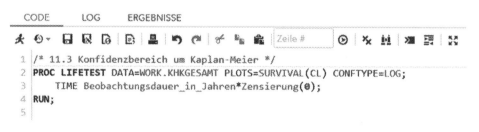

◻ Abb. 10.8   Syntax

Die Grafik mit der Kaplan-Meier-Kurve wird wieder unter **Ergebnisse** ausgegeben und hat folgendes Aussehen. Die mittlere Kurve ist dabei die Überlebenskurve und der markierte Bereich sind die 95 %igen Konfidenzintervalle (◻ Abb. 10.9).

10.4 Vergleich von Überlebenswahrscheinlichkeiten

Um zu entscheiden, ob sich die Überlebenswahrscheinlichkeiten verschiedener Gruppen signifikant voneinander unterscheiden, kann man den **Log-Rank-Test** anwenden. In einem Beispiel möchten wir untersuchen, ob sich die Zeiten bis zum Auftreten eines Herzinfarktes bei Rauchern und Nichtrauchern unterscheiden. (Anmerkung: bei dieser Auswertung wird nicht berücksichtigt, dass es eventuell unterschiedlich viele KHK-Fälle

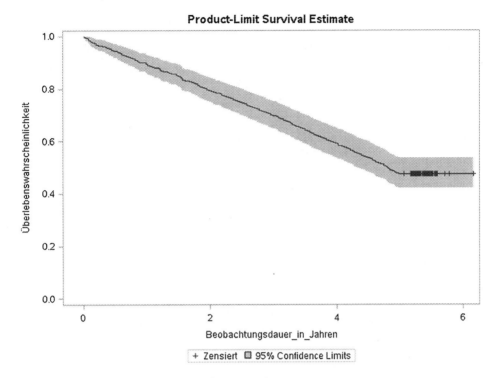

◘ Abb. 10.9   Kaplan-Meier-Kurve mit Konfidenzbereich

```
CODE        LOG        ERGEBNISSE

🪛 ⊙▾ 💾 🔖 📰 📋 🖨 ↩ ↪ ✂ 🔧 📎    Zeile #    ⊙ ❌ 🔀 ▶ 🔃 🔳

1   /* 11.4 Vergleich von Überlebenswahrscheinlichkeiten */
2   PROC LIFETEST DATA=WORK.KHKGESAMT;
3       TIME Beobachtungsdauer_in_Jahren*Zensierung(0);
4       STRATA Zigarettenrauchen;
5   RUN;
6
```

◘ Abb. 10.10   SAS-Syntax

bei Rauchern oder Nichtrauchern gibt und so ein möglicher Unterschied zwischen den beiden Gruppen auch durch diese dritte Variable erzeugt wird. Dies wird in der Epidemiologie **Confounding** genannt.)

Mit dem zusätzlichen Befehl **STRATA** in der Prozedur **LIFETEST** können wir die Daten für unsere Auswertung gruppieren, in unserem Fall nach der Variable **Zigarettenrauchen.** Den Rest des Programms lassen wir wie in ▶ Abschn. 10.2 (**◘** Abb. 10.10).

Nach dem Ausführen des Programms erhalten wir unter **Ergebnisse** als Output eine Auswertung der Überlebenszeiten in den jeweiligen Gruppen (als zwei getrennte Listen, siehe ▶ Abschn. 10.2), die Ergebnisse des Log-Rank-Tests sowie eine Grafik mit den Kaplan-Meier-Kurven. Die letzten zwei Outputs wollen wir etwas genauer betrachten.

Proc LIFETEST

Testing Homogeneity of Survival Curves for Beobachtungsdauer_in_Jahren over Strata

Rang-Statistiken		
Zigarettenrauchen	Log-Rank	Wilcoxon
0	-17.650	-3691.0
1	17.650	3691.0

Covariance Matrix for the Log-Rank Statistics		
Zigarettenrauchen	0	1
0	38.0144	-38.0144
1	-38.0144	38.0144

Covariance Matrix for the Wilcoxon Statistics		
Zigarettenrauchen	0	1
0	1818859	-1818859
1	-1818859	1818859

Gleichheitstest über Schichten			
Test	Chi-Quadrat	DF	Pr > Chi-Quadrat
Log-Rank	8.1944	1	0.0042
Wilcoxon	7.4901	1	0.0062
-2Log(LR)	8.0115	1	0.0046

◘ **Abb. 10.11**   Stratifizierte Ergebnisse des Log-Rank-Tests

Ganz am Ende der Ergebnisse des Log-Rank-Tests findet man den p-Wert, der **0,0042** beträgt, dies besagt, dass sich die Überlebenswahrscheinlichkeiten bei Rauchern und Nichtrauchern statistisch signifikant unterscheiden, da dieser Wert kleiner als 0,05 ($=$ 5 %) ist (◘ Abb. 10.11).

In der Grafik sieht man den unterschiedlichen Verlauf für Raucher (untere Kurve) und Nichtraucher. Die Wahrscheinlichkeit, keinen Herzinfarkt zu bekommen, ist für Nichtraucher zu jedem Zeitpunkt zwischen 0 und 5 Jahren größer als für Raucher (◘ Abb. 10.12).

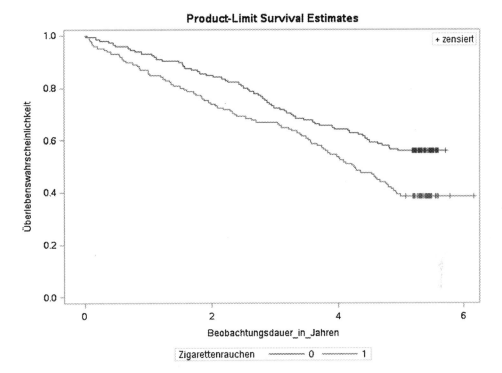

◻ Abb. 10.12   Stratifizierte Kaplan-Meier-Kurven

Fallzahlberechnungen

© Springer-Verlag GmbH Deutschland, ein Teil von Springer Nature 2019
G. Büchele, M. Rehm, R. Muche, *Medizinische Statistik mit SAS Studio unter SODA*,
https://doi.org/10.1007/978-3-662-59283-0_11

Die Notwendigkeit von Fallzahlberechnungen ist in ▶ Abschn. 4.9 dargestellt. In diesem Kapitel werden drei Fallzahlberechnungen vorgestellt. Diese sind der t-Test für unabhängige Stichproben (▶ Abschn. 11.1), der t-Test für gepaarte Stichproben (▶ Abschn. 11.2) und der χ^2-Test für Proportionen (▶ Abschn. 11.3).

11.1   t-Test für unabhängige Stichproben

Als erstes soll die Fallzahl für den t-Test für unabhängige Stichproben dargestellt werden. Dazu wollen wir folgendes Beispiel untersuchen: in zwei Gruppen sind unterschiedliche mittlere LDL-Cholesterinwerte zu erwarten (Gruppe 1: 171 mg/dl und Gruppe 2: 150 mg/dl, sodass sich ein Unterschied von 21 mg/dl ergibt). Es wird für beide Gruppen von einer Standardabweichung von 42 mg/dl ausgegangen. Wie groß muss die Fallzahl sein, damit der vermutete Unterschied statistisch signifikant wird? Um dies zu berechnen, gehen wir auf **Tasks → Power und Stichprobengrößen → t-Test**.

Es öffnet sich das untere Fester: Wir wählen als **Testtyp** den **Zweistichprobentest** und lassen uns unter **Lösen für** die **Stichprobengröße je Gruppe** ausgeben. Außerdem brauchen wir wieder einen **Zweiseitigen Test** (bei **Anzahl der Seiten in Test auswählen:**).

Den Fehler erster Art (**Signifikanzniveau, Alpha-Werte**) wählen wir mit 0,05. In das Feld **Mittelwertedifferenzen** geben wir 21 und als **Standardabweichungswert** 42 ein. Für die **Power (Power-Werte)** soll der Wert 0,9 untersucht werden. Unter Power ist die Sicherheit der Aussage zu verstehen. Sie wird meist mit 80 % oder 90 % festgesetzt. Bei **Stichprobengröße** setzen wir einen Haken für **Dezimalbrüche für Stichprobengröße zulassen,** dadurch erhalten wir unter Ergebnisse nicht nur die aufgerundeten, sondern auch die exakten Stichprobengrößen. Nach dem Ausführen des Codes erhalten wir den unten dargestellten Output (◘ Abb. 11.1 und 11.2).

Um also einen erwarteten Mittelwertunterschied von 21 mg/dl zwischen zwei unabhängigen Gruppen bei vorgegebener Standardabweichung von 42 mg/dl, einem zweiseitigen Signifikanzniveau von 5 % und einer Power von 90 % zu entdecken, müssen 86 Patienten pro Gruppe betrachtet werden → **Fractional N per Group = 85,031284.** Also insgesamt 2 * 86 = 172. Die Fallzahl **Celling N per Group** wird hier immer auf die nächste ganze Zahl aufgerundet, damit die Aussage auch einen Sinn ergibt. Eine größere Sicherheit der Aussage (größere Power) bedingt, dass mehr Patienten in die Studie aufgenommen werden müssen. Die nötige Fallzahl würde sich ebenso erhöhen, wenn die Standardabweichung größer bzw. der Mittelwertunterschied kleiner wäre.

11.2   t-Test für gepaarte Stichproben

Wir gehen von folgender Situation aus. Das Gesamtcholesterin wurde auf zwei verschiedene Arten gemessen, somit ergaben sich zwei unterschiedliche Mittelwerte für das Gesamtcholesterin. Bei der ersten Messvariante ergab sich ein Mittelwert von 210 mg/dl, bei der zweiten Variante ein Mittelwert von 240 mg/dl, somit ergibt sich ein Unterschied von 30 mg/dl. Es wird von einer Standardabweichung der Differenzen von 40 mg/dl ausgegangen. Wir wollen nun berechnen, wie viele Patienten man insgesamt untersuchen muss, damit dieser Unterschied signifikant wird. Wir wählen dieselbe Power und dasselbe Signifikanzniveau wie in ▶ Abschn. 11.1. Hierbei öffnen wir wieder **Tasks → Power und Stichprobengröße → t-test** und geben die Werte wie in ▶ Abschn. 11.1 beschrieben

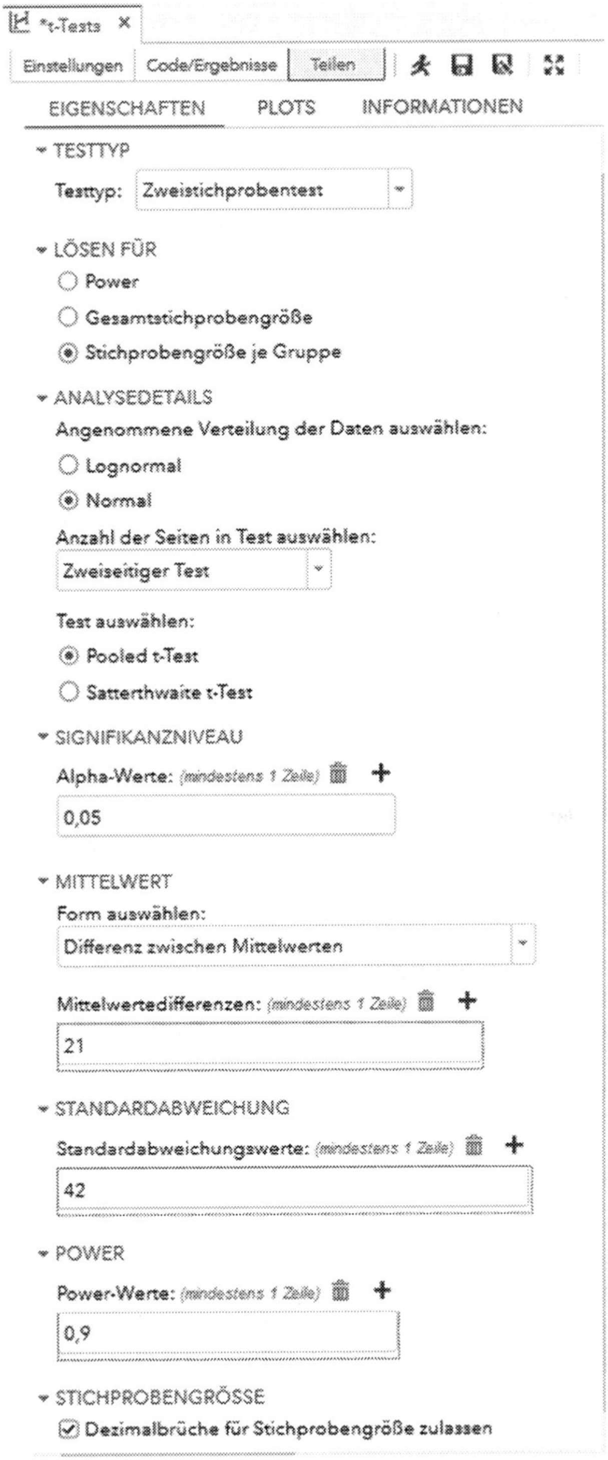

□ Abb. 11.1 Optionen

Two-Sample t Test for Mean Difference

Feste Szenarioelemente	
Distribution	Normal
Method	Exact
Number of Sides	2
Alpha	0.05
Mean Difference	21
Standard Deviation	42
Nominal Power	0.9
Null Difference	0

Berechnet Celling N per Group		
Fractional N per Group	Actual Power	Celling N per Group
85.031284	0.903	86

Abb. 11.2   Ergebnis

ein. Wir müssen allerdings unter **Testtyp** den Punkt **Paardifferenzentest** (da es sich um eine gepaarte Stichprobe handelt) auswählen (**Abb. 11.3**).

Aus dem Ergebnis in der nächsten Abbildung ist abzulesen, dass man mindestens 21 Patienten benötigt, damit dieser Unterschied signifikant wird. Auch hier gilt wie in ▶ Abschn. 11.1 je größer die Power, desto mehr Patienten müssen untersucht werden. Bei einer größeren Standardabweichung bzw. einer kleineren Mittelwertdifferenz erhöht sich ebenfalls die notwendige Fallzahl (**Abb. 11.4**).

11.3 χ^2-Test für Proportionen

Nun wollen wir die Fragestellung untersuchen, welche Fallzahl benötigt wird, damit ein Unterschied zwischen den Anteilen zweier Gruppen signifikant wird. In einer Studienpopulation liegt der Anteil KHK-Erkrankter bei 50 %, in einer anderen Studienpopulation bei 70 %. Wie viele Patienten müssen in jeder Population untersucht werden, damit der Unterschied signifikant wird? Hierzu wählen wir die Menüpunkte **Tasks → Power und Stichprobengröße → Anteilstests,** es öffnet sich das nachfolgende Fenster. Wir wählen den Testtyp **Zwei unabhängige Anteile** und geben die festgelegten Daten ins Fenster ein (**Abb. 11.5**).

Wie im Output zu sehen ist, müssen 124 (gerundet!) Patienten pro Gruppe untersucht werden, damit sich der Anteil KHK-Erkrankter der einen Gruppe signifikant von der anderen Gruppe unterscheidet, wenn der Unterschied wie hier angegeben 20 Prozentpunkte (50 % zu 70 %) beträgt (**Abb. 11.6**).

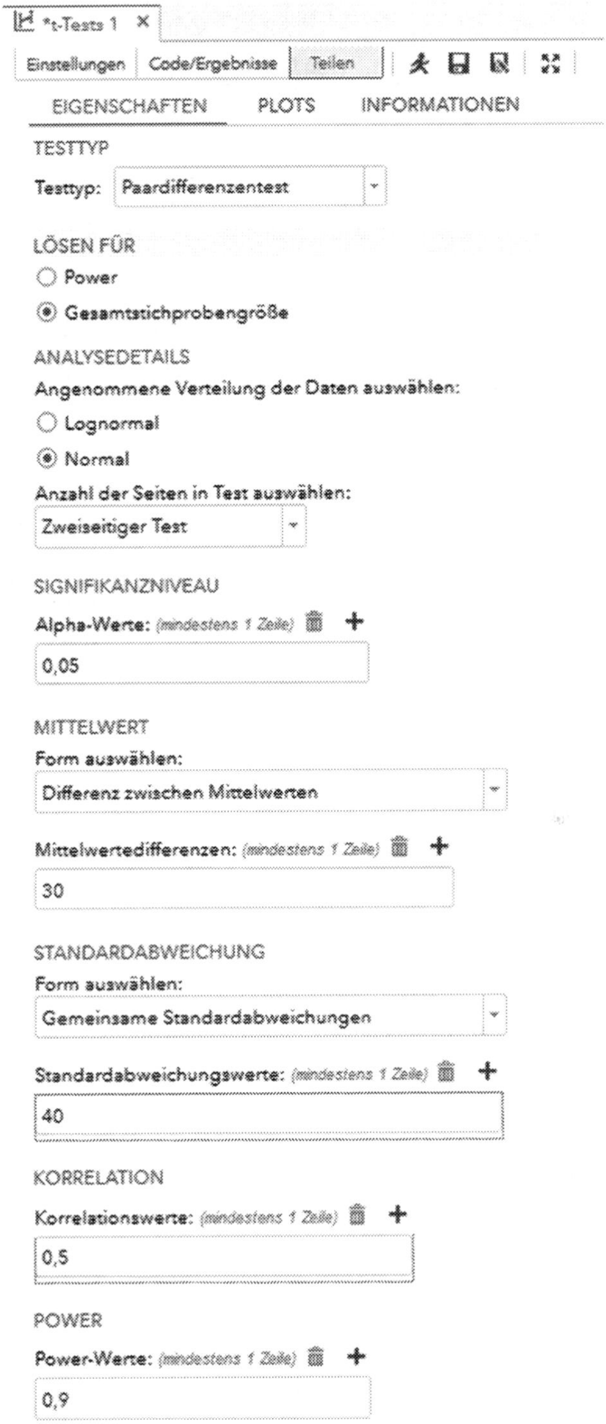

*t-Tests 1 ×

Einstellungen | Code/Ergebnisse | Teilen

EIGENSCHAFTEN   PLOTS   INFORMATIONEN

TESTTYP

Testtyp: Paardifferenzentest

LÖSEN FÜR

○ Power

◉ Gesamtstichprobengröße

ANALYSEDETAILS

Angenommene Verteilung der Daten auswählen:

○ Lognormal

◉ Normal

Anzahl der Seiten in Test auswählen:

Zweiseitiger Test

SIGNIFIKANZNIVEAU

Alpha-Werte: *(mindestens 1 Zeile)* 🗑 ✚

0,05

MITTELWERT

Form auswählen:

Differenz zwischen Mittelwerten

Mittelwertedifferenzen: *(mindestens 1 Zeile)* 🗑 ✚

30

STANDARDABWEICHUNG

Form auswählen:

Gemeinsame Standardabweichungen

Standardabweichungswerte: *(mindestens 1 Zeile)* 🗑 ✚

40

KORRELATION

Korrelationswerte: *(mindestens 1 Zeile)* 🗑 ✚

0,5

POWER

Power-Werte: *(mindestens 1 Zeile)* 🗑 ✚

0,9

◘ Abb. 11.3   Optionen

Paired t Test for Mean Difference

Feste Szenarioelemente	
Distribution	Normal
Method	Exact
Number of Sides	2
Alpha	0.05
Mean Difference	30
Standard Deviation	40
Correlation	0.5
Nominal Power	0.9
Null Difference	0

Berechnet Ceiling N Pairs		
Fractional N Pairs	Actual Power	Ceiling N Pairs
20.898548	0.905	21

◘ Abb. 11.4   Ergebnis

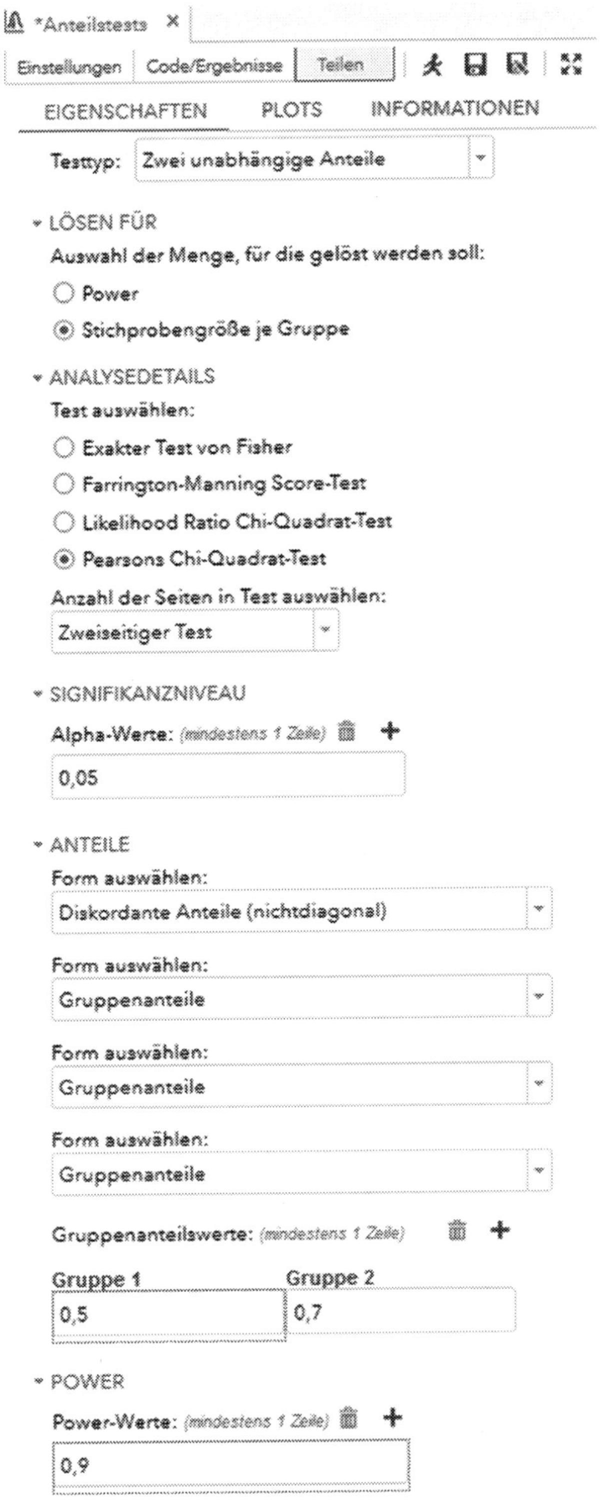

Abb. 11.5 Optionen

Pearson Chi-square Test for Proportion Difference

Feste Szenarioelemente	
Distribution	Asymptotic normal
Method	Normal approximation
Number of Sides	2
Alpha	0.05
Group 1 Proportion	0.5
Group 2 Proportion	0.7
Nominal Power	0.9
Null Proportion Difference	0

Berechnet Ceiling N per Group		
Fractional N per Group	Actual Power	Ceiling N per Group
123.998603	0.900	124

□ Abb. 11.6   Ergebnis

Serviceteil

© Springer-Verlag GmbH Deutschland, ein Teil von Springer Nature 2019
G. Büchele, M. Rehm, R. Muche, *Medizinische Statistik mit SAS Studio unter SODA*,
https://doi.org/10.1007/978-3-662-59283-0

Anhang

❯ Der Anhang beginnt mit einer Anleitung zur Registrierung in SAS Studio. In ▶ Abschn. A.2 befindet sich eine Beschreibung zu den im Buch verwendeten Beispieldatensätzen. Der ▶ Abschn. A.3 zeigt einen Menü Baum von SAS Studio, in diesem Abschnitt sind alle zu erreichenden Menüpunkte von SAS Studio baumstrukturartig dargestellt. Die darauffolgenden ▶ Abschn. A.4, A.5 und A.6, geben Hinweise zur SAS-Syntax und zur SAS-Hilfe, sowie zum Bearbeiten von Grafiken. Mit empfehlenswerten Literaturhinweisen im ▶ Abschn. A.7 wird der Anhang abgeschlossen.

A.1 Registrierung in SAS Studio

Um SAS Studio nutzen zu können, muss man sich zuerst registrieren und seinen eigenen Account anlegen. Dazu benutzt man folgenden Link: ▶ https://www.sas.com/profile/ui/#/create.

Dort müssen im 1. Schritt der Anmeldung unter anderem der Name, die E-Mail-Adresse und das Land eingegeben werden und mit Profil erstellen bestätigt werden (◘ Abb. A.1).

Man erhält dann eine E-Mail, um die erforderlichen Angaben zu bestätigen. Wenn man dem Link in der E-Mail folgt, erscheint im 2. Schritt der Anmeldung das Fenster zum Festlegen des Passwortes (◘ Abb. A.2).

Auf dieser Seite muss dann ein Passwort gewählt werden. Außerdem muss der SAS OnDemand for Academics license zugestimmt werden. Durch Klicken auf Passwort einrichten wird der SAS-Account erstellt. Man erhält jetzt nochmals eine E-Mail mit allen Account-Details und unter anderem der User-ID.

Nun kann man sich über den Link ▶ https://odamid.oda.sas.com, welcher ebenfalls in der E-Mail hinterlegt ist, in SAS Studio einloggen, indem man seine E-Mail-Adresse und das Passwort eingibt.

A.2 Der Beispieldatensatz

Der Datensatz, der als Beispiel für die Auswertungen und Anwendungen auf der SAS Studio-Oberfläche in diesem Buch benutzt wird, stammt aus einer Fall-Kontroll-Studie (GRIPS = Göttinger Risiko-, Inzidenz- und Prävalenzstudie), in der der Effekt der Lipoproteine auf das Herz-Kreislaufgeschehen untersucht wurde.

Dabei wurden bei Patienten, die Anfang der 80er Jahre am Universitätsklinikum Göttingen eine Koronarangiografie erhielten, viele Lipid- und Lipoproteinparameter sowie die wichtigsten Risikofaktoren für Herz-Kreislauferkrankungen erhoben. Als Zielparameter gelten die beiden Variablen **vorhandene KHK** (vorhandene koronare Herzkrankheit: ja/nein) und **Anzahl befallener Gefäße** (Anzahl befallener Koronararterien).

Die hier benutzte Datei **KHK** stellt einen Ausschnitt von 291 der 1774 Datensätze aus der Originaldatei dar, die nachträglich sowohl aus didaktischen Gründen als auch aus Gründen des Datenschutzes bezüglich der Ausprägungen einiger Variablen geändert wurde. Die Tabelle auf der nächsten Seite zeigt die ersten Datensätze und alle Variablen der in den Beispielen benutzten Datei. Dazu wurde eine zweite Datei **MI** erfunden, in der zu einigen Studienpatienten das fiktive Datum eines Myokardinfarktes eingegeben wurde. Mit dieser Datei kann das

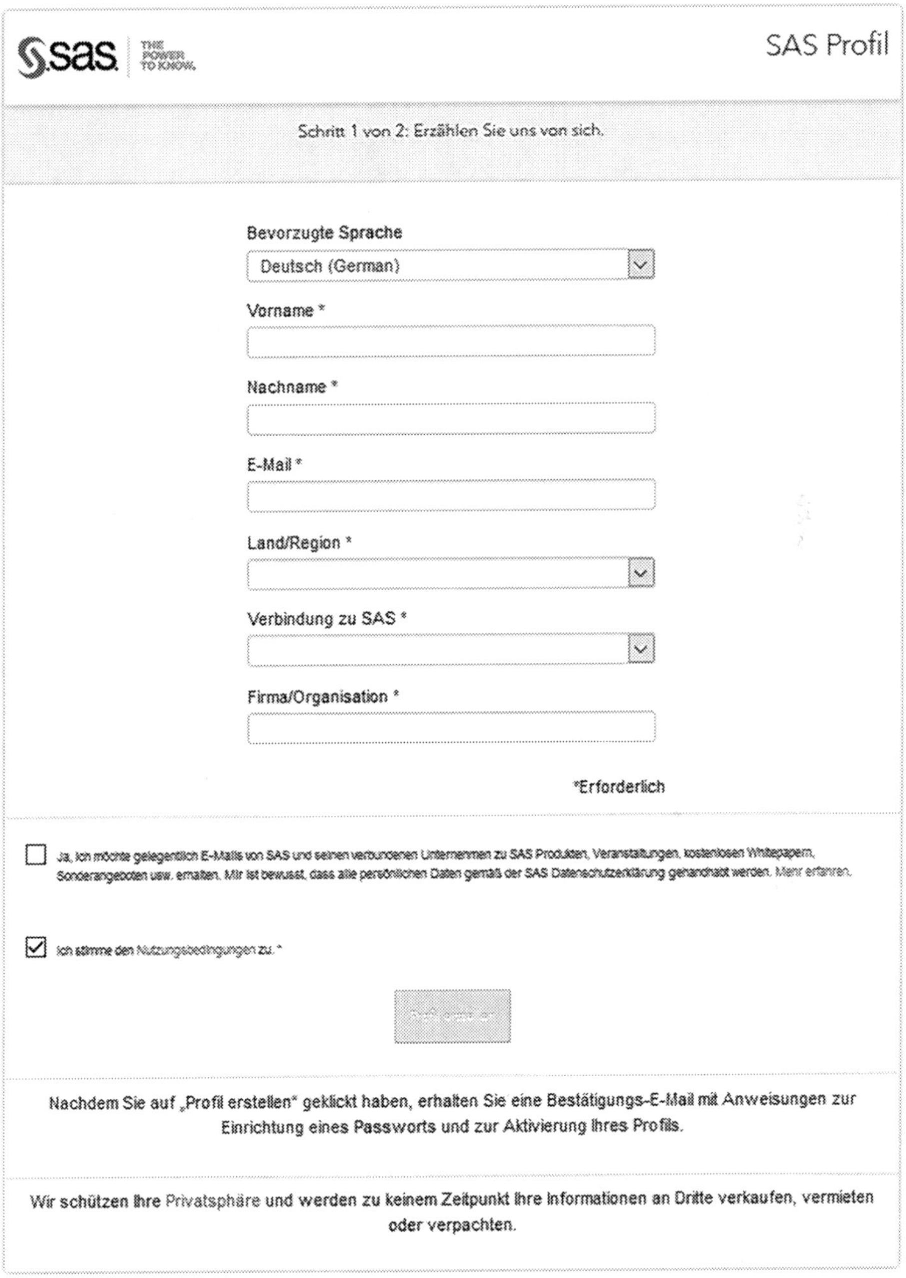

Abb. A.1 Registrierung

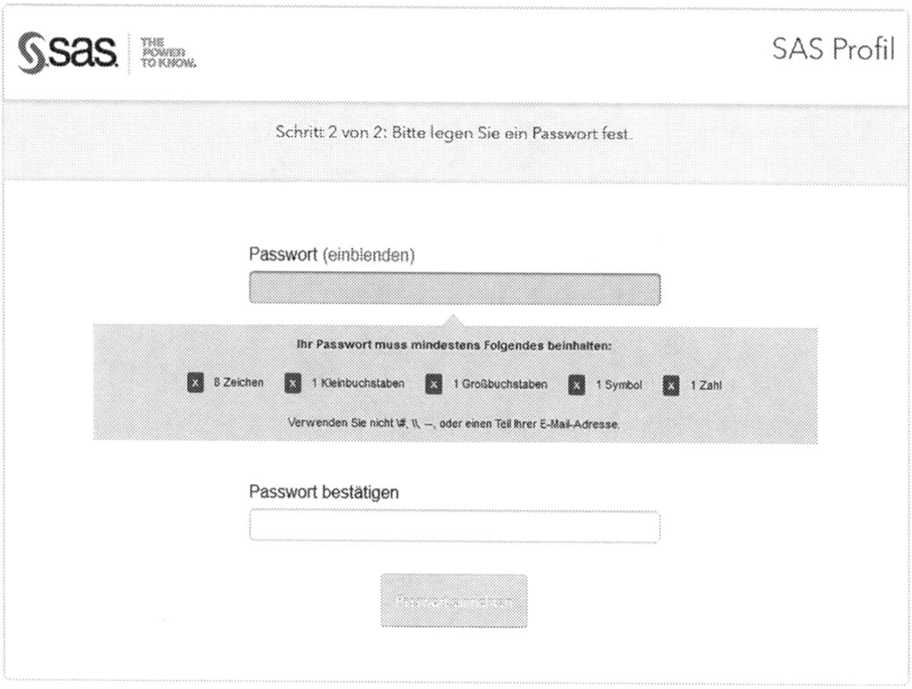

Abb. A.2   Passwortvergabe

Zusammenfügen von Dateien (▶ Abschn. 3.7) und die Überlebenszeitanalyse (▶ Kap. 10) gezeigt werden. Bei dem Datensatz Labortest handelt es sich ebenfalls um einen erfundenen Datensatz mit abhängigen Beobachtungen (s. ▶ Abschn. 8.1). Der Datensatz **KHK.txt** enthält ebenfalls die KHK-Daten, allerdings im ASCII-Format als Textdatei.

Cremer P.; Wieland H.; Seidel D.
Göttinger Risiko- Inzidenz- und Prävalenzstudie (GRIPS): Aufbau und bisherige Ergebnisse (Stand Juni 1987).
Münch. Med. Wochenschr. 130, Nr. 14, 268–274 (1988).

Cremer P.; Elster H.; Labrot B.; Kruse B.; Muche R.; Seidel D.
Incidence rates of fatal and nonfatal myocardial infarction in relation to the Lipoprotein profile: First prospective results from the Göttingen Risk, Incidence and Prevalence Study (GRIPS).
Klin. Wochenschr. 66, Suppl. XI, 42–49 (1988).

Cremer P.; Kruse B.; Muche R.; Hilgers H.; Wieland H.; Kreuzer H.; Seidel D.
Risikofaktor LDL-Cholesterin – Ergebnisse der Göttinger Risiko-, Inzidenz- und Prävalenzstudie (GRIPS).
Kassenarzt 29, 52–66 (1989).

Cremer P.; Nagel D.; Mann H.; Labrot B.; Müller-Berninger R.; Elster H.; Seidel D.
Ten-year follow-up results from the Goettingen Risk, Incidence and Prevalence Study (GRIPS). I. Risk factors for myocardial infarction in a cohort of 5790 men.
Atherosclerosis 129, 221–230 (1997).

Anhang

▢ Abb. A.3 Mi-Datensatz

NR	MI-Datum
265	27.10.92
262	03.11.92
31	07.07.92
182	03.10.92
116	06.09.92
243	23.11.92
249	02.12.92
246	16.12.92
55	14.09.92
53	26.09.92
256	06.02.93
90	25.11.92
223	16.02.93
219	07.02.93
69	20.12.92
197	26.03.93
264	27.04.93
15	22.12.92
179	04.04.93
26	24.01.93
257	12.06.93
3	07.02.93
38	06.03.93
135	13.05.93
95	02.05.93
47	14.04.93
277	02.09.93
181	19.07.93
174	19.07.93
178	05.08.93
284	28.10.93
225	03.10.93
180	26.09.93
91	25.08.93
287	17.12.93
201	29.11.93
145	26.10.93
106	22.10.93
118	06.11.93
217	12.01.94
244	25.02.94
122	25.12.93
129	08.01.94

■ **Abb. A.4**   Labortest-Datensatz

	Bluttest	Röntgen
1	Bluttest	Röntgen
2	positiv	positiv
3	positiv	positiv
4	positiv	negativ
5	positiv	positiv
6	negativ	negativ
7	negativ	positiv
8	positiv	negativ
9	positiv	positiv
10	negativ	positiv
11	positiv	positiv
12	negativ	positiv
13	positiv	positiv
14	positiv	positiv
15	positiv	positiv
16	positiv	positiv
17	positiv	positiv
18	positiv	positiv
19	positiv	positiv
20	positiv	positiv

Mi-Datensatz: (Ausschnitt) (■ Abb. A.3).
Labortest-Datensatz: (Ausschnitt) (■ Abb. A.4).
KHK-Datensatz: (Ausschnitt) (Abb. A.5).

A.3 SAS Studio Menü Baum

In diesem Abschnitt werden alle Menüpunkte dargestellt, die durch die grafische Benutzer-oberfläche von SAS Studio zu erreichen sind.

Severdateien und -ordner	
|- odaws02-prod-ie	
	|- Ordnerverknüpfungen
	|- Dateien (Home)

Anhang

Nr	Geburtsdatum	Angiographiedatum	Geschlecht	Größe in cm	Gewicht in kg	Zigarettenrauchen	Hypertonie	Diabetes mellitus	systolischer Blutdruck mmHg	diastolischer Blutdruck mmHg	Gesamtcholesterin mg/dl	Triglyzerid mg/dl	LDL-Cholesterin mg/dl	VLDL-Cholesterin mg/dl	HDL-Cholesterin mg/dl	Glucose im Serum mg/dl	vorhandene KHK	Anzahl befallener Gefäße
265	04.11.35	21.10.92	m	176	71	1	1	1	150	80	204	32	135	10	59	98	1	2
262	24.04.52	21.10.92	m	177	75	0	0	0	130	80	199	43	144	17	39	92	1	3
298	09.11.20	05.11.92	m	173	75	0	0	1	130	70	176	51	113	3	60	148	1	3
31	12.09.42	12.06.92	m	171	85	1	1	0	120	90	263	56	200	5	57	93	1	1
182	01.07.46	02.09.92	m	170	79	1	0	0	130	80	289	56	245	14	30	98	1	4
116	26.09.30	30.07.92	m	169	66	1	1	0	120	70	192	57	134	9	49	100	1	
243	18.02.35	10.10.92	m	184	87	1	0	0	160	90	223	57	167	9	47	103	1	5
249	13.06.44	13.10.92	m	170	74	1	0	0	120	80	222	62	159	9	54	93	1	2
123	02.07.40	30.07.92	w	168	68	0	0	0	120	80	231	63	155	16	60	106	0	
246	13.01.28	14.10.92	m	175	83	0	0	0	155	70	194	67	142	8	44	113	0	
159	03.06.43	26.08.92	m	171	87	0	0	0	120	80	197	74	128	20	49	100	0	
55	29.03.44	01.07.92	m	174	73	0	0	0	110	70	171	75	118	11	42	98	1	2
285	26.06.23	30.10.92	w	163	63	0	1	1	120	80	224	75	164	16	44	128	0	
53	11.05.37	30.06.92	m	156	60	0	0	0	120	80	190	76	132	13	45	88	0	
282	13.10.43	27.10.92	w	163	57	0	0	0	100	80	239	76	160	11	69	84	0	
27	12.09.37	12.06.92	w	156	61	0	0	1	140	80	177	77	126	14	37	124	0	
54	26.06.45	30.06.92	m	171	69	1	1	0	125	80	164	80	120	15	29	93	0	
256	03.03.39	16.10.92	m	168	80	0	0	0	120	80	237	80	174	19	44	108	1	1
260	26.10.30	20.10.92	m	178	75	1	0	0	120	70	272	81	177	16	79	104	0	
176	20.10.38	28.08.92	m	174	82	0	0	0	130	80	215	82	181	5	29	105	0	
90	05.05.23	17.07.92	m	171	64	1	0	0	110	60	247	83	201	4	43	111	1	3
223	13.08.36	01.10.92	m	179	73	0	0	0	140	90	205	83	151	13	40	92	1	2
111	24.10.27	28.07.92	m	174	64	1	0	0	110	60	233	84	165	20	49	119	0	
219	22.08.36	10.09.92	m	179	85	1	0	0	130	80	225	84	152	18	55	68	1	4
288	05.01.53	31.10.92	m	172	73	1	0	0	110	80	171	84	114	11	47	90	0	
69	23.10.45	10.07.92	w	158	60	1	1	0	100	60	237	86	169	10	61	104	0	
108	31.01.38	28.07.92	m	162	76	1	0	0	115	65	198	86	146	6	46	127	0	
197	05.10.25	02.10.92	w	169	65	0	0	0	100	70	334	86	296	11	27	113	1	2
206	30.12.34	23.09.92	m	178	97	1	1	0	120	70	166	87	116	16	34	80	0	
264	25.07.59	21.10.92	w	166	57	0	0	0	100	70	269	87	192	21	57	88	0	
269	12.08.34	28.10.92	m	165	73	1	0	0	120	80	185	88	116	10	59	101	0	
15	10.02.37	05.06.92	m	161	52	1	0	0	110	70	223	88	156	7	59	92	1	1
143	26.07.41	14.08.92	m	179	75	0	0	0	120	80	191	88	126	13	52	103	0	
179	08.12.23	03.09.92	m	183	74	1	0	0	120	80	188	88	107	22	60	93	1	2
7	09.12.47	03.06.92	m	182	83	0	0	0	140	80	211	89	159	8	44	88	0	
26	17.07.29	13.06.92	m	183	78	0	0	0	130	70	186	89	143	6	36	101	1	3
271	24.11.50	29.10.92	m	170	75	1	1	0	110	70	258	90	179	15	64	103	1	1
257	29.09.31	17.10.92	w	162	58	1	1	1	145	70	266	91	176	23	67	107	1	3
283	06.01.45	27.10.92	m	181	70	1	0	0	100	60	237	91	174	4	59	91	1	
3	30.04.29	02.06.92	m	170	77	1	1	0	145	85	301	92	230	17	55	129	1	4
204	03.02.34	26.09.92	m	178	67	1	0	0	135	60	239	92	165	11	63	90	0	
38	16.01.20	16.06.92	m	178	90	0	0	0	110	60	247	93	193	16	38	94	0	
210	05.04.37	17.09.92	m	184	92	0	1	0	110	70	241	93	191	16	35	97	1	1

◻ Abb. A.5   KHK-Datensatz

Tasks und Utilities

|- Eigene Tasks

|- Tasks

| |- Daten

| | |- Tabellenattribute auflisten

| | |- Daten charakterisieren

| | |- Fehlende Daten beschreiben

| | |- Listenbericht

| | |- Daten transponieren

| | |- Spalten stapeln/teilen

| | |- Daten filtern

| | |- Zufällige Stichprobe verwenden

| | |- Datenpartitionierung

| | |- Daten sortieren

| | |- Rangzuweisung für Daten

| | |- Datentransformation

| | |- Daten standardisieren

| | |- Werte umkodieren

| | |- Bereichsumkodierung

| |- Graph

| | |- Balkendiagramm

| | |- Balken-Linien-Diagramm

| | |- Box-Plot

| | |- Blasendiagramm

| | |- Heat Map

| | |- Histogramm

| | |- Liniendiagramm

| | |- Mosaikplot

| | |- Kreisdiagramm

| | |- Streuungsdiagramm

| | |- Zeitreihenplot

| |- Kombinatorik und Wahrscheinlichkeit

| | |- Permutationen

| | |- Kombinationen

| | |- Wahrscheinlichkeit identischer Geburtstage

| | |- Würfelsimulation

|	|	|- Münzwurfsimulation
|	|	|- Pokerblatt-Wahrscheinlichkeit
|	|- Statistiken	
|	|	|- Daten-Exploration
|	|	|- Beschreibende Statistiken
|	|	|- Verteilungsanalyse
|	|	|- einfache Häufigkeiten
|	|	|- Korrelationsanalyse
|	|	|- Tabellenanalyse
|	|	|- t-Tests
|	|	|- Einfache ANOVA
|	|	|- Nichtparametrische einfache ANOVA
|	|	|- N-Way ANOVA
|	|	|- Kovarianzanalyse
|	|	|- Lineare Regression
|	|	|- Binär logistische Regression
|	|	|- Predictive Regression-Modelle
|	|	|- Verallgemeinerte lineare Modelle
|	|	|- Gemischte Modelle
|	|	|- Regression mit partiellen kleinsten Quadraten
|	|- Power und Stichprobengröße	
|	|	|- Pearsonscher Korrelationskoeffizient
|	|	|- Mehrfachregression
|	|	|- Konfidenzintervalle
|	|	|- Anteilstests
|	|	|- t-Tests
|	|	|- Einfache ANOVA
|	|	|- Logistische Regression
|	|	|- Überlebenszeittests
|	|	|- Cox-Regression
|	|	|- Wilcoxon-Test
|	|	|- Äquivalenztests
|	|	|- Benutzerdefinierte Tests
|	|- Multivariate Analyse	
|	|	|- Hauptkomponentenanalyse
|	|	|- Faktoranalyse

```
|- Utilities
|     |- Datenimport
|     |- Abfrage
|     |- SAS-Programm
```

```
Snippets
|- Eigene Snippets
|- Snippets
|     |- Kataloge
|     |         |- SOURCE-Eintrag bearbeiten
|     |         |- Katalogeinträge auflisten
|     |         |- Kataloge auflisten
|     |         |- GRSEG-Eintrag drucken
|     |- Daten
|     |         |- DS2-Code
|     |         |- DS2-Package
|     |         |- DS2-Thread
|     |         |- CSV-Datei erstellen
|     |         |- PowerPoint-Folie erstellen
|     |         |- XML-Datei erstellen
|     |         |- CSV-Datei importieren
|     |         |- XLSX-Datei importieren
|     |         |- Lineare Regressionsdaten simulieren
|     |         |- Einfache ANOVA-Daten simulieren
|     |- Beschreibend
|     |         |- Benutzerdefinierte ODS-Ausgabe
|     |         |- PROC SQL
|     |- Diagramm
|     |         |- Balken-Panel
|     |         |- Box-Panel
|     |         |- Vergleichender Streuungsplot
|     |         |- Dot-Plot
|     |         |- Anpassungs-Plot
|     |         |- HBar-Plot
|     |         |- HighLow-Plot
|     |         |- Histogramm-Plot
```

			- Streuungsplot-Matrix
			- VBox-Plot
		- IML	
			- Nullstellen einer nichtlinearen Gleichung suchen
			- Anpassung mit Maximum Likelihood
			- Bootstrap-Verteilung generieren
			- Funktion integrieren
			- Multivariate Normaldaten simulieren
		- Makro	
			- SAS-Makro
			- SAS-Makrovariablen
			- SAS-Makro Do-Anweisung
			- SAS-Makro If-Anweisung
			- SAS-Makroparameter
			- SAS-Makromaskierung (Quoting)
			- SAS-Makro Char-Funktionen

Bibliotheken		
|- Eigene Bibliotheken		
	|- MAPS	
	|- MAPSGFK	
		|- *Datensätze*
	|- MAPSSAS	
	|- SASDATA	
	|- SASHELP	
		|- *Datensätze*
	|- SASUSER	
		|- *Datensätze*
	|- STPSAMP	
		|- *Datensätze*
	|- WEBWORK	
	|- WORK	
Dateiverknüpfungen		

A.4 SAS-Syntax

In diesem Kapitel wollen wir einen kleinen Überblick über die Syntax (Programm-Code) von SAS geben. Noch ein Hinweis zu der gezeigten Syntax. In der gewählten Darstellung der Syntax sind Schlüsselwörter, die immer genau so angegeben werden sollen, mit Großbuchstaben geschrieben. Wogegen variable Inhalte, wie z. B. Variablennamen, auch Kleinbuchstaben enthalten können. Dies soll nur zum besseren Verständnis der gezeigten Syntax dienen, denn SAS unterscheidet bei Schlüsselwörtern nicht zwischen Groß- und Kleinschreibung.

A.4.1 Datenmanagement

Hier werden ein paar Prozeduren aufgezeigt, mit denen man sich einen Überblick über den betreffenden Datensatz verschaffen bzw. die Struktur oder Darstellung der Daten verändern kann.

Informationen zum Datensatz, sowie eine alphabetische Auflistung aller Variablen wird ausgegeben (◻ Abb. A.6).

Der Datensatz wird über die Variable **Laufende_Nummer** sortiert. Die Default-Einstellung ist hierbei aufsteigend (◻ Abb. A.7).

Hier wird die Ausgabe der Variablen **vorhandene_KHK** so formatiert, dass an Stelle der vorherigen Ausprägungen 0 und 1 jetzt *Nicht-KHK-Pat.* bzw. *KHK-Pat.* in der Tabelle steht. Dabei ist darauf zu achten, dass alphanumerische Variablenausprägungen mit Anführungszeichen gekennzeichnet sind (◻ Abb. A.8).

◻ **Abb. A.6** Code1

```
PROC DATASETS;
    CONTENTS DATA=WORK.KHKGESAMT;
RUN;
```

◻ **Abb. A.7** Code2

```
PROC SORT DATA=WORK.KHKGESAMT;
    BY Laufende_Nummer;
RUN;
```

◻ **Abb. A.8** Code3

```
PROC FORMAT;
    VALUE khk 0 = 'Nicht-KHK-Pat.'
              1 = 'KHK-Pat.';
RUN;

PROC PRINT DATA=WORK.KHKGESAMT;
    FORMAT vorhandene_KHK khk.;
RUN;
```

Klassieren von Variablen LDL-Cholesterin wird in Klassen eingeteilt (s. ► Abschn. 3.3). Hier werden die Intervalle wie folgt dargestellt: $0 < 120 \rightarrow 1$, $120 < 150 \rightarrow 2$, $150 < 170 \rightarrow 3$, $170 < 190 \rightarrow 4$, $190 < 500 \rightarrow 5$ (◨ Abb. A.9).

Hinweis

Wenn für LDL-Cholesterin kein Wert vorliegt, dann steht im SAS-Datensatz an der Stelle ein Punkt (.), und es soll natürlich in der neu erstellten klassierten Variable auch kein anderer Wert als der. eingetragen werden.

A.4.2 Deskriptive Statistik

Bevor wir zu den statistischen Tests kommen, wollen wir hier zunächst ein paar Prozeduren zur deskriptiven Statistik vorstellen. Wir verwenden dazu wieder den bekannten KHK-Datensatz. Die Interpretation der einzelnen Outputs findet sich in den entsprechenden vorherigen Kapiteln zu SAS Studio.

Mittelwert, Standardabweichung, Median sowie das 25 %- und das 75 %-Quantil des LDL-Cholesterin werden berechnet (◨ Abb. A.10).

Kontingenztafel, die den Zusammenhang zwischen einer vorhandenen KHK und der Verteilung auf die LDL-Klassen zeigt (◨ Abb. A.11).

◨ **Abb. A.9**   Code4

```
DATA KHKGESAMT;
    SET WORK.KHKGESAMT;
IF LDL_Cholesterin_mg_dl=.
        THEN LDL_Klassen=.;
    ELSE IF LDL_Cholesterin_mg_dl <120
        THEN LDL_Klassen=1;
    ELSE IF LDL_Cholesterin_mg_dl <150
        THEN LDL_Klassen=2;
    ELSE IF LDL_Cholesterin_mg_dl <170
        THEN LDL_Klassen =3;
    ELSE IF LDL_Cholesterin_mg_dl <190
        THEN LDL_Klassen =4;
    ELSE LDL_Klassen=5;
RUN;
```

◨ **Abb. A.10**   Code1

```
PROC MEANS DATA=WORK.KHKGESAMT MEAN STD MEDIAN Q1 Q3;
    VAR LDL_Cholesterin_mg_dl;
RUN;
```

◨ **Abb. A.11**   Code2

```
PROC FREQ DATA=WORK.KHKGESAMT;
    TABLES  (vorhandene_KHK) *(LDL_Klassen);
RUN;
```

A.4.3 Teststatistische Auswertungen

An dieser Stelle wollen wir schließlich noch die Syntax einiger statistischer Testverfahren vorstellen. Der Aufbau der Prozeduren ist bei jedem Test ähnlich und leicht zu verstehen.

t-Test Wir untersuchen, ob sich der Gesamtcholesterinmittelwert bei Patienten mit und ohne KHK signifikant unterscheidet. Die Prozedur für den t-Test lautet **PROC TTEST** (◘ Abb. A.12)

Wilcoxon-Test Beim Wilcoxon-Test lautet die Prozedur **PROC NPAR1WAY.** Es wird hier die gleiche Fragestellung wie beim t-Test untersucht, nur geht man jetzt nicht von einer Normalverteilung aus (◘ Abb. A.13).

χ^2-Test Mit dem χ^2-Test wird in diesem Beispiel untersucht, ob es eine unterschiedliche Verteilung auf die LDL-Klassen bei KHK-Erkrankten und Nichterkrankten gibt (◘ Abb. A.14).

Der exakte Test nach Fisher Für den exakten Test nach Fisher wird die gleiche Fragestellung wie beim χ^2-Test untersucht (◘ Abb. A.15).

A.5 SAS Studio Hilfe

SAS Studio besitzt für Funktionen einige Hilfedateien, diese sind jedoch nur in der englischen Sprache vorhanden. Dafür muss in der oberen Leiste das Fragezeichen angeklickt werden und **SAS-Produktdokumentation** ausgewählt werden (◘ Abb. A.16).

◘ Abb. A.12 Code1

```
PROC TTEST DATA=WORK.KHKGESAMT;
    CLASS vorhandene_KHK;
    VAR Gesamtcholesterin_mg_dl;
RUN;
```

◘ Abb. A.13 Code2

```
PROC NPAR1WAY DATA=WORK.KHKGESAMT WILCOXON;
    CLASS vorhandene_KHK;
    VAR Gesamtcholesterin_mg_dl;
RUN;
```

◘ Abb. A.14 Code3

```
PROC FREQ DATA=WORK.KHKGESAMT;
    TABLES (LDL_Klassen) *(vorhandene_KHK) / CHISQ;
RUN;
```

◘ Abb. A.15 Code4

```
PROC FREQ DATA=WORK.KHKGESAMT;
    TABLES (LDL_Klassen) *(vorhandene_KHK) / FISHER;
RUN;
```

◘ Abb. A.16 SAS-
Produktdokumentation

 SAS-Programmierer ▾ ⊜ ❓ Abmelden

SAS® Products and Solutions

SAS® 9.4M5 is Now Available

The fifth maintenance release for SAS 9.4, which includes the Analytical Products 14.3, is the most recent rel
customer-requested functionality.

» Read more about SAS 9.4M5 and the Analytical Products

SAS Product Listing: Index A-Z

The product listing offers a one-stop shop for documentation, samples, training and news provided by product.

A B C D E F G H I J L M O P Q R S T U V W

A
SAS/ACCESS
SAS Activity-Based Management
SAS Add-In for Microsoft Office
SAS/AF
SAS Analytics for Containers
SAS Analytics for IoT
SAS Anti-Money Laundering
SAS Analytics Pro
SAS AppDev Studio

B
Base SAS
SAS BI Dashboard
SAS BI Server
SAS Business Data Network
SAS Business Rules Manager

▣ **Abb. A.17**   SAS-Produktauswahl

Unter **B** wird dann **Base SAS** angeklickt und unter **Documentation → Accessibility → Base SAS 9.4: Accessibility Features** ausgewählt (▣ Abb. A.17).

Dann kann man sich in der Leiste durch die einzelnen Prozeduren klicken oder in der oberen Leiste die „Lupe" anklicken und die gesuchte Prozedur eingeben (▣ Abb. A.18 und A.19).

A.6 Grafiken bearbeiten

In diesem Abschnitt wird aufgezeigt, wie Grafiken modifiziert und verändert werden können. Im Beispiel verwenden wir ein Balkendiagramm. Der Zusammenhang zwischen der Verteilung auf die LDL-Klassen und dem Vorhandensein einer KHK soll grafisch dargestellt werden. Aufgerufen wird das Balkendiagramm wie folgt.

Tasks → Graph → Balkendiagramm (▣ Abb. A.20 und A.21).

⬛ Abb. A.18 Prozedur-Auswahl

⬛ Abb. A.19 Prozedur-Suche

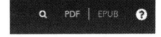

Unter **Daten** werden dann wie gewohnt die Variablen ausgewählt. Außerdem kann man hier bei **Unterkategorie → Optionen → Gruppierte Balken anzeigen** wählen, wie die Kategorien angezeigt werden sollen. Dabei kann man zwischen **Nebeneinander geclustert** und **Übereinander gestapelt** wählen.

Im Beispiel haben wir uns für die zweite Variante entschieden, d. h. die LDL_Klassen werden jeweils in vorhandene_KHK ja/nein gestapelt und farbig getrennt dargestellt. Unter **Darstellung** können dann noch viele weitere Einstellungen getroffen werden. Im Beispiel haben wir noch einen Titel und eine Fußnote hinzugefügt. Der entstandene Output sieht dann wie folgt aus (⬛ Abb. A.22).

Diese Möglichkeit, Grafiken zu erstellen und zu modellieren, wird unter SAS Studio noch für viele weitere Grafikarten zur Verfügung gestellt. Dadurch ist es also möglich, die Grafiken nur durch die Tasks von SAS Studio individuell zu gestalten und besser lesbar zu machen.

◘ Abb. A.20   Variablenauswahl

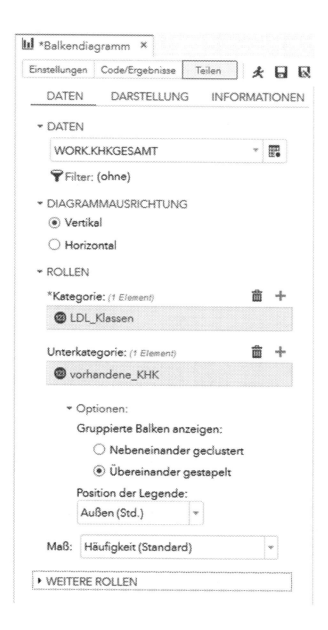

A.7 Literaturhinweise

An dieser Stelle möchten wir auf folgende Statistiklehrbücher hinweisen, in denen die in diesem Buch angesprochenen statistischen Auswertungen detaillierter nachgelesen werden können bzw. weitere Hintergrundinformationen zu finden sind. Dabei haben wir Wert darauf gelegt, relativ leicht verständliche Einführungsbücher anzugeben sowie mit der Internet-Adresse der Uni-Münster auch auf ein anderes Medium hinzuweisen.

▣ Abb. A.21 Optionen

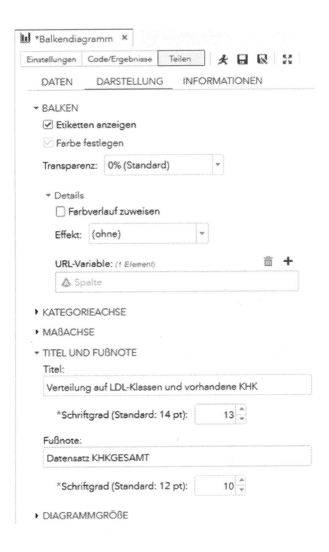

A.7.1 Statistiklehrbücher

Bortz, Jürgen:
Statistik für Human- und Sozialwissenschaftler.
Springer Verlag, Berlin, 7. Auflage 2010, ISBN: 3-642-12769-4.

Gaus, Wilhelm; Muche, Rainer:
Medizinische Statistik.
Schattauer Verlag, Stuttgart, 2. Auflage 2017, ISBN: 3-7945-3241-4.

Held, Leonhard; Rufibach, Kaspar; Seifart, Burkhardt:
Medizinische Statistik.
Pearson Verlag, Hallbergmoos, 2013, ISBN: 3-86894-100-5.

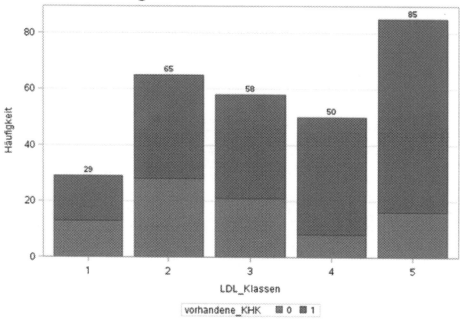

Datensatz KHKGESAMT

◘ **Abb. A.22**   Histogramm

Hilgers, Ralf-Dieter; Bauer, Peter; Scheiber, Viktor:
Einführung in die Medizinische Statistik.
Springer Verlag, Berlin, 2. Auflage 2007, ISBN: 3-540-33943-4.

Hüsler, Jürg; Zimmermann, Heinz:
Statistische Prinzipien für medizinische Projekte.
Verlag Hans Huber, Bern, 5. Auflage 2010, ISBN: 3-456-84868-6.

Schumacher, Martin; Schulgen, Gabi:
Methodik klinischer Studien.
Springer Verlag, Berlin, 3. Auflage 2008, ISBN: 3-540-85135-6.

Trampisch, Hans-Jürgen; Windeler, Jürgen:
Medizinische Statistik.
Springer Verlag, Berlin, 2. Auflage 2000, ISBN: 3-540-66824-4.

Weiß, Christel:
Basiswissen Medizinische Statistik.
Springer Verlag, Berlin, 6. Auflage 2013, ISBN: 3-642-34260-8.

A.7.2 Selbstlehr- und -lern-Software im Internet

Heinecke, Achim; Köpcke, Wolfgang:
JUMBO (Java-unterstützte Münsteraner Biometrie-Oberfläche).
▶ https://www.medizin.uni-muenster.de/fileadmin/einrichtung/imib/lehre/skripte/biomathe/jumbo.html und ▶ http://www.jumbo.uni-muenster.de.

A.7.3 Lehrbücher und Paper zu SAS Studio

Cody, Ron:
Biostatistics by Example Using SAS Studio.
SAS Institute Inc., Cary NC, 2016, ISBN: 978-1-62960-328-5.

Cody, Ron:
An Introduction to SAS University Edition.
SAS Institute Inc., Cary NC, 2015, ISBN: 978-1-62959-770-6.

Der, Geoff; Everitt, Brian:
Essential Statistics Using SAS University Edition.
SAS Institute Inc., Cary NC, 2015, ISBN: 978-1-62959-843-7.

Ortseifen, Carina:
Einführung in bzw. Vorstellung von SAS Studio 3.4.
In: Chenot, Minkenberg: Proceedings der 20. KSFE Tagung. Shaker Verlag, Aachen, 2016, ISBN: 978-3-8440-4572-7.

Rendtel, Ulrich:
Unterrichten mit dem SAS Studio: Ein Erfahrungsbericht.
In: Rendtel, Minkenberg, Muche: Proceedings der 23. KSFE Tagung. Shaker Verlag, Aachen, 2019 (im Druck).

SAS Institute:
SAS Studio 3.5 User's Guide.
▶ http://support.sas.com/documentation/cdl/en/webeditorug/68828/PDF/default/webeditorug.pdf.

A.7.4 Lehrbücher zu Microsoft Excel

Wies, Peter:
Microsoft Office Excel 2016 für Windows – Grundlagen.
Herdt Verlag, Bodenheim, 2019, ISBN: 978-3-86249-456-9.

Wies, Peter:
Microsoft Office Excel 2016 für Windows – Fortgeschrittene Techniken.
Herdt Verlag, Bodenheim, 2018, ISBN: 978-3-86249-521-4.

Spieß, Sabine; Wies, Peter:
Microsoft Office Excel 2016 für Windows – Statistik.
Herdt Verlag, Bodenheim, 2016, ISBN: 978-3-86249-626-6.

Sachverzeichnis

Printed in the United States
By Bookmasters